W0212828

Dr. Miriam Kirchhof

Einfach gesund Mama sein

Mind-Body-Medizin für deine natürliche Balance

Dr. med. Miriam Kirchhoff

EINFACH GESUND *Mama* SEIN

Mind-Body-Medizin für deine natürliche Balance

HERDER
FREIBURG · BASEL · WIEN

Widmung

Dieses Buch ist allen tapferen Mamas gewidmet, die täglich für eine glückliche Zukunft ihrer Kinder kämpfen. Ihr werdet so sehr gebraucht, sorgt gut für euch!

Und meiner Familie, besonders Theo, Anton und Jan.

www.herder.de

Satz: Gestaltungssaal, Rohrdorf
Fotografien Innenteil: © Seite 20, 116, 140, 204: Philipp Böhlen; Seite 44, 66, 182: Alexandra Hofbauer; Seite 86, 100, 164: Westend 61/ Gettyimages; Seite 216: Artem Varnitsin/Gettyimages
Illustrationen Yoga: Sabine Hanel, Gestaltungssaal
Herstellung: GRASPO CZ, A.S.
Printed in Czech Republic

ISBN 978-3-451-60133-0
ISBN E-Book (ePub) 978-3-451-83168-3

Inhalt

Vorwort

„Geboren wird nicht nur das Kind durch die Mutter, sondern auch die Mutter durch das Kind."

GERTRUD VON LE FORT

Die ersten 1 000 Tage im Leben als Mama rufen bei den meisten Frauen ein großes Bedürfnis nach Sicherheit, Machbarkeit und Kontrolle hervor. Der Wunsch, für das Kind und das eigene Wohlergehen alles richtig zu machen, ist groß und geht einher mit einer unbewussten Angst vor dem nicht Vorhersehbaren. So fehlt vielen Mamas heute das Vertrauen in die Unterstützung durch ihr nahes Umfeld und auch in sich selbst. Der Weg, den werdende Mütter gehen, ist mehr kognitiv als intuitiv bestimmt, und Informationen und Ratschläge von außen scheinen unabdingbar, um den fehlenden inneren Kompass zu ersetzen. Die Regale in den Buchläden sind voll, und auch das Internet bietet eine Fülle an Blogs, Social-Media-Kanälen und Online-Angeboten für und von Mamas. Dennoch, oder gerade wegen dieser Informationsflut, ist die Verunsicherung unter Mamas groß, und manchmal scheinen die Empfehlungen zusätzlichen Druck anstatt Entspannung zu erzeugen.

Tatsächlich stellt uns das Mamawerden vor eine der größten Herausforderungen unseres Lebens. Die gute Nachricht ist: Auch als erwachsene Frauen können wir Neues lernen und uns weiterentwickeln. Machen wir uns bewusst, welch einzigartige Ausstattung die Natur uns Mamas geschenkt hat, können wir zusammen mit unseren Kindern über uns selbst hinauswachsen. Dabei geht es keineswegs um Selbstoptimierung. Vielmehr möchte ich dich, liebe Mama, ermutigen, deine ganz persönliche Reise als Mama aktiv zu gestalten und das Potenzial, das in der Bindungsbeziehung zu deinem Kind verborgen liegt, zu nutzen, um selbstbestimmt die Grundlage für euer gesundes und erfülltes Leben zu schaffen.

In diesem Sinne soll dieses Buch ein besonderer Begleiter für dich werden, und zwar für alle Lebensbereiche, die für deine Gesundheit als Mama relevant sind. Eine Art Kompass, der dir dabei hilft, deinen individuellen Weg voller Selbstvertrauen und Selbstbewusstsein zu finden. Dabei spielt eine ganzheitliche Sicht auf dich und dein Kind eine sehr wichtige Rolle. Das bedeutet, dass ich eure gemeinsame Beziehung und euren Reifeprozess als eine Transformation auf der Ebene von Körper, Geist und Seele verstehe – oder auch als einen Prozess, der sich auf physischer, neuronaler, hormoneller, immunologischer, psychischer, emotionaler und sozialer Ebene abspielt.

Vielleicht fühlst du dich in den ersten 1 000 Tagen mit Kind immer wieder müde, ausgelaugt und fremdbestimmt, das ist normal. Die Abhängigkeit und Hilfsbedürftigkeit deines Kindes sind in dieser Anfangsphase groß und für dich sehr herausfordernd. Trotzdem kann dieser neue Lebensabschnitt eine Neuausrichtung deiner Lebensführung bedeuten, bei der deine Gesundheit in den Fokus rückt. Denn nur wenn es dir als Mama gut geht, kann sich eine stabile Bindungsbeziehung zwischen dir und deinem Kind entwickeln, die es trägt und gedeihen lässt. Die Natur hat es so eingerichtet, dass sich Frauen, die Mutter werden, in einer Hochphase ihres Lebens befinden. Ihre Fruchtbarkeit, ein gesunder Hormonhaushalt, eine gute gesundheitliche Verfassung und weitreichende Anpassungsprozesse in ihrem Gehirn schenken ihrem Körper die Kraft, gut für ihr Kind zu sorgen und zugleich bewusst auf ihre Lebensweise Einfluss nehmen zu können. Warum mit dem Neustart als Mama nicht gleich auch einen Neustart als Frau wagen und deinen Lebensstil auf Gesundheit, Wohlbefinden und ein langes, glückliches

Leben ausrichten? Der Wendepunkt des Mamawerdens mit seinen Veränderungen, die ich in diesem Buch als „Mama-Potenzial" zusammenfasse, ist ein wunderbarer Zeitpunkt, um mit einer individuellen Gesundheitsfürsorge – mit deiner MAMA *Care* – zu beginnen. Wenn du das Gefühl hast, eigentlich keine Zeit zu haben, vertraue darauf, dass dich viele kleine Schritte ebenso ans Ziel bringen können. Während der Lektüre dieses Buches wirst du immer besser verstehen und auch darüber staunen, warum gerade *jetzt* ein Neuanfang so viele Früchte tragen kann, von denen du und auch dein Kind ein Leben lang profitieren.

Einleitung

Meiner Erfahrung nach kann man Menschen besonders gut unterstützen, wenn man ähnliche oder sogar dieselben Erfahrungen gemacht hat wie sie. Auch ich bin eine Mama, die täglich nach Wegen sucht, die ihr Leben ein Stück leichter machen. So befinden wir uns auf derselben Reise, auf der ich meine Erfahrungen und mein gesammeltes Wissen mit dir teilen möchte.

Mein Name ist Miriam Kirchhof, ich bin angehende Kinderärztin mit ganzheitlicher Sichtweise und besonderem Fokus auf die ersten 1 000 Tage von Mutter und Kind. Ich bin Mama von zwei kleinen Goldschätzen und Ehefrau eines passionierten Arztes. Ich bin Naturliebhaberin, ein Bewegungsfreak und eine Wasserratte. Ich liebe es zu joggen, Rad zu fahren, zu schwimmen oder zu tanzen. Yoga ist meine Passion, mein Ausgleich zu meinem manchmal sehr vollen, sehr getakteten Alltag. Ich liebe Bücher, Kerzenschein, Musik und natürlich Kinder und Familien. Deswegen kann ich mir auch keinen besseren Beruf als Kinderärztin vorstellen. Mit Tieren bin ich groß geworden, Pferde faszinieren mich sehr. Kurzum: Eigentlich bin ich eine ganz normale junge Frau, die liebt, lacht und lebt, auch manchmal weint, und versucht, für andere einen Unterschied zu machen.

Auf die Mind-Body-Medizin und Yoga bin ich bereits Ende meines Medizinstudiums gestoßen. Zum einen suchte ich nach einem Weg, besser mit dem Stress umzugehen, den die Arbeit in der Kinderklinik mit sich brachte. Zum anderen wollte ich eine Methode finden, Familien und insbesondere Mütter als Ärztin ganzheitlich zu betreuen. Denn im Stationsalltag erlebte ich den Umgang mit den kleinen Patienten und ihren Familien als sehr getaktet und auf medizinische Diagnostik und Therapie beschränkt. Immerzu dachte ich: Das ist doch nicht alles, was diese Mutter und ihr Kind brauchen. Ich spürte, dass allein die Schulmedizin mir hier keine Antworten geben würde, und so begann ich nach anderen Wegen zu suchen. Die Mind-Body-Medizin, die am Benson Henry Institute des Massachusetts General Hospital gelehrt und im Alltag mit Patienten und gesunden Menschen angewendet wird, war für mich der Schlüssel. Ein Weg, die Schulmedizin und ganzheitliche westliche und östliche Ansätze zu verbinden. Eine moderne Lebensstilmedizin, deren Wirkungsweise vielfach erforscht und bewährt ist und über die ich dir später gerne noch etwas mehr erzählen möchte. Das Faszinierendste an der Mind-Body-Medizin ist für mich immer noch, dass sie auf der Annahme beruht, dass wir unsere Fähigkeit zur Selbstregulation bewusst stärken und unsere körpereigenen Selbstheilungskräfte für uns nutzen können, indem wir unsere individuellen Ressourcen mobilisieren. Dies wird als wesentliche Säule unserer Gesundheitserhaltung und -wiederherstellung erachtet. So ist die Mind-Body-Medizin als integrativer Ansatz gleichbedeutend mit und ergänzend zu ärztlichen oder therapeutischen Interventionen, Medikamenten und Verordnungen zu verstehen. Langfristige und wahrhaftige Gesundheit bedarf unserer eigenen Initiative, und zwar täglich und in allen Aspekten unseres Lebens.

Ich übersetze das für mich so: Wir Mamas müssen alle unsere eigene innere Ärztin entdecken, denn niemand kennt unseren Körper, unsere Seele sowie deren Bedürfnisse so gut wie wir. Dazu möchte ich auch dich in diesem Buch einladen und dir Schritt für Schritt mitgeben, was ich mir über viele Jahre angeeignet, mit anderen Mamas getestet, angepasst und optimiert habe.

Die Mind-Body-Medizin hat mich mit dem nötigen Wissen und den praktischen Übungen ausgestattet, meinen Körper und auch meinen Geist und das, was sie krank macht, besser zu verstehen. Als ich selbst begann, sie zu praktizieren, hatte ich jedoch das Gefühl, auf der kognitiven Ebene stehen zu bleiben. Was mir fehlte, war besonders eines: eine gute Körperwahrnehmung und das Vermögen, mich selbst bewusst vollständig entspannen zu können. Die Meditation als wesentlicher Bestandteil der Mind-Body-Medizin und des Yoga war mir durchaus eine Hilfe. Jedoch wünschte ich mir, mich in die Bewegung hinein entspannen zu können und einen Weg zu finden, wieder mit meinem Körper eins zu werden. Diese Erfahrung schenkte mir Yoga. Ich erinnere mich gut an meine erste Yogastunde, die lustigerweise in meinem ehemaligen Kindergarten stattfand. Nie wieder werde ich das Gefühl der Dankbarkeit, der Faszination und der Überraschung vergessen, als ich nach der Yogastunde das erste Mal seit vielen Monaten komplett entspannt war. Ich fühlte mich leicht, bei mir angekommen und ruhig. Ein sehr lehrreicher, prägender und heilsamer Weg begann, auf dem ich mich unter anderem in Indien, Zürich und Berlin ausbilden ließ. Meine Schwerpunkte sind aktuell individuelles Yoga und Mind-Body-Medizin für Mamas und Kinder. Mein großer Wunsch ist es, zukünftig auch gesunde und kranke Kinder mithilfe des

Yoga begleiten zu können. Mit MAMA *Care* begleite ich Mamas auf ganzheitliche Weise und darf immer wieder dabei zusehen, wie sie neue Kraft tanken und lernen, mit den Herausforderungen für sie und ihre Familien umzugehen.

Da auch ich alle Höhen und Tiefen als Mama von Beginn an durchlebt habe, wurde es mir zu einem ganz persönlichen Herzensanliegen, Mamas, insbesondere in den ersten 1 000 Tagen, zu unterstützen: Während meiner ersten Schwangerschaft in der Coronazeit lebten wir weit weg von Familie und Freunden. Aufgrund eines auffälligen Befundes im Ultraschall musste die Geburt eingeleitet werden und endete nach zwei Tagen durch einen Kaiserschnitt, wobei die Gebärmutter riss. Mein zweiter kleiner Sohn kam als Frühgeborenes durch einen eiligen Kaiserschnitt mit lebensbedrohlichen Komplikationen zur Welt: Die Gebärmutter drohte wieder zu reißen und es musste in vier Richtungen geschnitten werden. Es folgte eine Behandlung im Krankenhaus wegen einer Neugeborenen-Sepsis wenige Wochen später. Dazu kam die Sorge, dass ich eine familiäre Erbkrankheit, einen Augentumor, an meine Söhne vererbt haben könnte, doch bei beiden hatten wir Glück! Die Spuren der Schwangerschaften, Geburten und der ersten Monate waren deutlich. Glücklicherweise konnte ich vieles aus dem Yoga und der Mind-Body-Medizin für mich nutzen, sodass sich mein Körper immer schnell erholte und Sorgen und Ängste verflogen. Mehr denn je zuvor half mir meine MAMA *Care*, diese schwierigen Lebensphasen gelassen zu meistern.

Zwei Jahre später sitze ich nun hier und schreibe dieses Buch. Mein Wunsch ist es, dir etwas mitzugeben, was ich mir als Mama immer gewünscht habe. Wie gut hätte es mir getan, wenn mir jemand gesagt hätte, dass all die Veränderungen und Herausforderungen des Mamawerdens Chancen sind und nicht nur Umstände, mit denen ich eben „leben muss". Anstatt immer wieder gesagt zu bekommen: „Entspann dich mal!“, hätte mir sicherlich geholfen, wenn mir jemand gezeigt hätte, wie dies möglich ist und warum es sich so sehr lohnt, in unsere Gesundheit als Mamas zu investieren. Denn MAMA *Care* besteht aus so viel mehr als ein paar gute Ratschläge. Es ist ein wunderbarer Weg, präventiv Gesundheitsfürsorge für Körper, Gehirn und Seele zu betreiben. Sicherlich kennst du das Sprichwort: Es ist einfacher, den Körper wahrzunehmen, wenn er flüstert, und nicht, wenn er schreit. Auch in diesem Sinne ermöglicht dir MAMA *Care*, dein natürliches Mama-Potenzial voll umfassend und auf allen Ebenen zu nutzen.

Da wohl keine Mama genug Zeit hat, sämtliche Ratgeber und Fachbücher über all diese Themen durchzuarbeiten, habe ich in diesem Buch hilfreiche Themenbereiche für deine Gesundheit zusammengefasst und diese um meine eigenen Erfahrungen, persönlichen Favoriten und Übungen ergänzt. Deshalb enthält dieses Buch, metaphorisch gesehen, eine Art Büfett, aus dem du dir dein ganz individuelles Lieblingsmenü für dein Leben zusammenstellen kannst. Das „Mama-Potenzial“ ist für mich der ungeschliffene Diamant, der Schatz, den ich zusammen mit dir mithilfe dieses Buches bergen möchte. Bist du bereit?

Wo stehst du?

Falls du die letzte Frage mit Ja beantwortet hast, dann lass mich dir sagen, dass ich mich wie ein Honigkuchenpferd freue, dass du dich gemeinsam mit mir auf diesen einzigartigen Weg begeben möchtest! Wie gerne würde ich jetzt gemütlich mit dir zusammensitzen und dich fragen: Wo stehst du gerade? Damit meine ich zum einen, in welcher zeitlichen Phase deiner Mutterschaft du dich befindest: Schwangerschaft, erste Monate nach der Geburt, erstes Jahr als Mama, seit mehreren Jahren Mama? Zum anderen geht es mir aber auch um die Frage, wo du mit deiner Gesundheit, deinem Wohlbefinden, deinen Träumen und Visionen, deinen Wünschen und deinen Beziehungen stehst. Fühlst du dich gut in deiner Haut, mit deinem jetzigen Leben und in deinem Körper? Hast du das Gefühl, du bist in Kontakt mit dir und spürst deine Bedürfnisse? Hast du Kraft und bist voller Energie und Zuversicht? Bist du die Pilotin deines Lebens? Oder hast du eher das Gefühl, dich über viele Jahre immer mehr in die Erwartungen und Vorstellungen anderer verwickelt zu haben und mehr fremd- als selbstbestimmt zu funktionieren?

Egal, wie deine Antworten ausfallen, wichtig ist, dass du weißt, dass wir alle immer wieder Umwege machen oder in die falsche Richtung laufen. Entscheidend dabei ist, dass es uns auffällt und wir am Ende nicht komplett von unserem Weg abkommen. Deshalb lade dich an dieser Stelle zu einer kleinen Bestandsaufnahme ein:

1. Was fehlt dir gerade am meisten und warum?
2. Was kannst du tun, um wieder mehr davon zu bekommen?
3. Was tut dir wirklich gut?
4. Was wünscht du dir für deine Zukunft am meisten?
5. Wer möchtest du sein und was ist dir in deinem Leben wirklich wichtig?

Vielleicht hast du Lust, dir ein paar Gedanken zu den Fragen zu machen und sie schriftlich festzuhalten. Das kann dir während oder nach der Lektüre dieses Buches durchaus nützlich sein. Anschließend möchte ich dich dazu ermuntern, dich auf eine kleine gedankliche Reise zu begeben.

Frage dich einmal, was wäre, wenn …

… das Mamasein nicht nur eine Rolle ist, sondern ein Privileg, eine Kraftquelle, eine unbezahlbare Schule des Lebens. Und wenn …

… du dich dadurch weiterentwickeln würdest hin zu einer Frau, die …

... ihre Gesundheit priorisieren und täglich stärken kann ...
... eine Balance zwischen Stress und Entspannung im Alltag findet ...
... genug Energie für Mitgefühl und Empathie hat ...
... sich traut, ihr Mamasein mit Hingabe und bedingungsloser Liebe zu leben ...
... stark ist, sich selbst führen und regulieren kann und zugleich ...
... verletzlich sein kann und ihren Gefühlen Raum und Aufmerksamkeit schenkt ...
... sich selbst immer besser kennenlernt und ihre natürliche Einzigartigkeit schätzt ...
... voller Zuversicht und Geduld ist, weil es Zeit braucht, sich gemeinsam mit seinem Kind zu entwickeln, Veränderung herbeizuführen und zu wachsen ....
... in ihren Kindern ihre Lehrer, Impulsgeber und Schätze der Natur sieht und sie dabei unterstützt, sich auf ihre Weise zu entfalten ...
... Hilfe von außen annehmen und ein gutes soziales Netz schätzen kann ...
... die Pilotin ihres Lebens ist und selbstbestimmt Richtung, Geschwindigkeit und Ziel bestimmt.
Genau das bedeutet es nämlich, deine natürliche Balance zu finden und einfach gesund Mama zu sein. Gemeinsam schauen wir Schritt für Schritt, was du brauchst, um diese gedankliche Reise zu deiner Realität werden zu lassen.

Es ist deine Reise

Ich habe dieses Buch für alle Mamas geschrieben, die ihre Reise mutig antreten und ein Leben lang selbstbestimmt fortführen möchten. Es ist eine Einladung zu einem Perspektivenwechsel: weg von Stress, Fremdbestimmung, Übermüdung und chronischer Überforderung hin zu Chancen, Entwicklung, Wachstum,

Impulsen und Sprungbrettern. Ich möchte dir das Gefühl geben, dass da jemand hinter dir steht und an dich glaubt. Deine Reise zu dir selbst und zu einer gesunden Frau ist eng mit deiner Weiblichkeit verbunden und mit deiner natürlichen Einzigartigkeit, mit deiner Stärke und deiner Weichheit – all dies sind Qualitäten, die du in unserer sehr rationalen und fordernden Welt nähren, würdigen und zeigen darfst. Also habe keine Angst vor Verletzlichkeit, vor Emotionalität und wunden Punkten, sondern freue dich auf die wunderbare Frau, der du am Ende begegnen wirst.

Zum Einstieg in deine MAMA *Care* gebe ich dir in den ersten beiden Kapiteln dieses Buches einen Einblick in die faszinierenden Veränderungen für dich und dein Kind in den ersten 1 000 Tagen und in die Mind-Body-Medizin. Im Folgenden habe ich Anregungen zu verschiedenen Lebensbereichen wie Schlaf, Ernährung und Bewegung zusammengefasst, aber auch zu Themen wie Gedanken- und Emotionsregulation, soziale Verbundenheit und Kommunikation. Ich bin der Ansicht, dass eine gesunde Seele und ein gesundes Mindset ein gesundes Zuhause brauchen, und das können wir nur schaffen, wenn wir die Grundsäulen deines Lebens beachten. Mit vielen Wissensschätzen, Impulsen und Schritt-für-Schritt-Anleitungen möchte ich dir zeigen, wie es dir als Mama im vollen Familienalltag gelingen kann, deine wichtigsten Lebensbereiche so zu gestalten, dass sie dir Energie und Kraft schenken. Am Ende findest du Tipps für die Umsetzung des Gelernten für herausfordernde Situationen im Mama-Alltag. Generell gilt dabei: Alles kann, nichts muss. Du wirst nicht alles sofort verändern können und bestimmt sind auch einige Lebensbereiche schon gut so, wie sie sind. Bedenke: Es ist ein mittel- bis langfristiger Prozess, auch ein Samen geht nicht einen Tag, nachdem er gesät wurde, auf. Es kann Tage, Wochen, Monate dauern, und das ist gut so. In der Entschleunigung und der

Reifung entsteht nachhaltiges Wachstum und wahrhaftige Gesundheit. Mache dir Notizen, wenn es dir hilft, erinnere dich mit Post-its, Zeichnungen oder deinem Handy im Alltag. So kannst du dir *deine* individuelle MAMA *Care* zusammenstellen. Dabei darf dieses Buch gern bunt und ganz nach *deinem* Mama Buch aussehen, es ist dein persönlicher Begleiter!

Und zuletzt wünsche ich mir, dass du dir stets vor Augen hältst, wo dein Nordstern ist. Zwinge dich nicht zur Einhaltung bestimmter Pläne und Ziele, sondern kenne die Richtung, in die du gehen möchtest. Und vergiss niemals, dass niemand deinen Körper, deine Seele, deine Vergangenheit und deine Beziehung zu deinem Kind so gut kennt und versteht, wie du selbst! Zum Abschluss möchte ich dir drei MAMA *Care* Grundgedanken mitgeben, die dich durch dieses Buch begleiten dürfen:

1. Dein Mama-Potenzial ist ein Geschenk der Natur an dich. Habe Vertrauen in dich und dein Kind.
2. Deine MAMA *Care* ist kein Luxus, es ist eine innere Haltung, die dich täglich aufrichten, nähren und stärken darf.
3. Deine Gesundheit ist die Basis für alles: deine Träume, deine Kinder, eure Zukunft.

Und was ist mit den Vätern?

Liebe Väter, Partner und männliche Begleiter einer Familie: Ihr werdet gebraucht. Ihr bereichert die Kindheit eurer Kinder und erleichtert den Mama-Alltag. Auch in euch schlummert ein Potenzial, das in engem Kontakt mit euren Kindern wachgerufen wird. Auch ihr braucht in der heutigen Welt, die euch immer noch nicht genug Zeit und Wertschätzung für die Fürsorge eurer Kinder zuspricht, eine gute Gesundheitsfürsorge. Auch ihr könnt mithilfe dieses Buches die Chance erkennen, durch das Elternsein wieder mehr bei euch selbst und eurem gesunden Kern anzukommen. Dass ich das Buch vorrangig allen Mamas gewidmet habe, liegt nicht daran, dass die Inhalte etwa nur auf sie zutreffen. Die Gründe liegen darin, dass erstens Mütter in den ersten 1 000 Tagen nach wie vor meist die Hauptfürsorge übernehmen, zweitens die Veränderungen im Körper, im Gehirn und der Psyche von Mamas deutlich besser untersucht sind und drittens meine Begegnungen mit Mamas deutlich zahlreicher sind als die mit Vätern. Doch möchte ich keineswegs unerwähnt lassen, dass jede Frau immer von Unterstützung, Mitmachern und Helfern profitiert. Nicht zuletzt ist es einfacher, einen gesundheitsbewussten Lebensstil in der Familie zu führen, wenn alle an einem Strang ziehen. Dann kann MAMA *Care* zur FAMILY Care werden und das Mama-Potenzial zu einer Chance für die ganze Familie, gemeinsam über sich hinaus zu wachsen. Versteht daher dieses Buch als Einladung, euch zusammen auf den Weg hin zu einem erfüllten und gesunden Leben mit euren Kindern zu begeben. Gemeinsam sind wir immer stärker als allein.

Bevor wir starten, möchte ich dir kurz erklären, warum ich dich in diesem Buch mit „du" anspreche. Der Grund ist, dass Mutterschaft, die Beziehung zu unseren Kindern und auch unsere Gesundheit so persönliche und auch emotionale Themen sind, dass mir ein steifes „Sie" einfach unpassend schien. Ich bitte außerdem um Nachsicht, dass ich um der guten Lesbarkeit Willen die Pluralität des Konstruktes Familie und der verschiedenen Rollen darin, trotz meines modernen Verständnisses von Familie und Geschlecht, nicht vollständig abbilden konnte. Fühle dich in deiner Einzigartigkeit einfach immer angesprochen.

Deine

Dr. Miriam Kirchhof

Dr. Miriam Kirchhof

Wie du dieses Buch nutzen kannst

Du findest im Buch verschiedene Kästen mit unterschiedlichen Funktionen, die dir praktische Impulse und Anleitungen zur Umsetzung deiner MAMA *Care* geben sollen.

MAMA *Care* Info	Zusatzinfos & Erklärungen zum Thema
MAMA *Care* Tipp	Hilfreiche Tipps für deinen Mama-Alltag
MAMA *Care* Take away	Was du unbedingt mitnehmen solltest
MAMA *Care* Übung	Praktische Übungen für deinen Mama-Alltag
Impulse zur Reflexion	Einladungen zur persönlichen Auseinandersetzung
Personal Message von Miriam	Meine Erfahrungen und persönliche Botschaften für dich
Toolbox	Die zum Kapitel gehörigen digitalen Tools

Deine Toolbox

Zu diesem Buch gehört eine digitale Toolbox mit zahlreichen PDFs, Audios und Videos, die die Inhalte der einzelnen Kapitel um praktische Übungen, Impulse & Reflexionen sowie Vorlagen ergänzen. Alle Inhalte stehen dir in der MAMA *Care* to go-App oder als Desktop-Version für den PC/Laptop zur Verfügung. Du findest die Toolbox unter:

https://drmiriamkirchhof.com/buch-toolbox/

oder wenn du diesen Code einscannst:

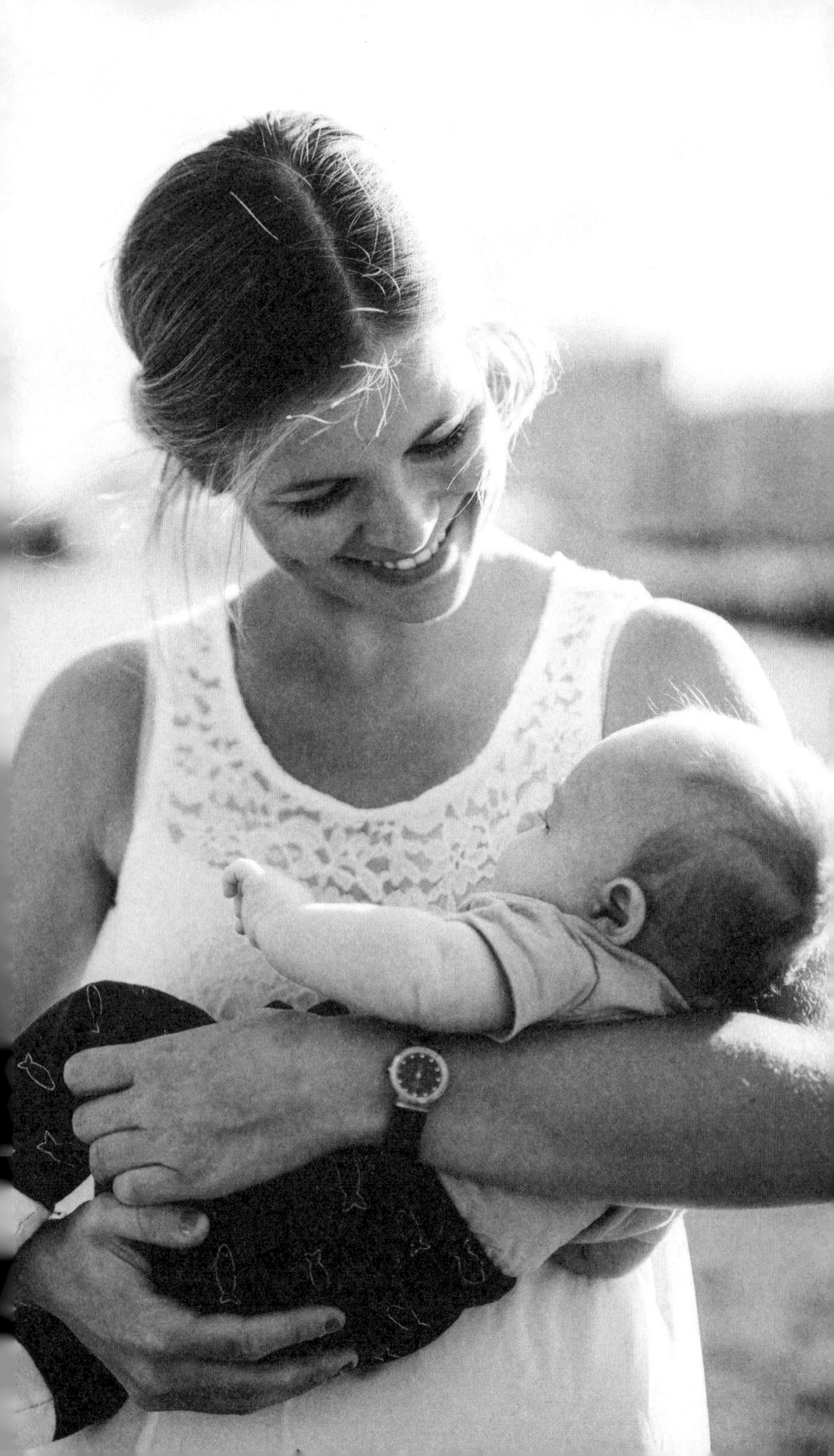

Die magischen ersten 1 000 Tage

„Und jedem Anfang wohnt ein Zauber inne."

HERMANN HESSE

Du und dein Kind bilden während der ersten 1 000 Tage im Leben deines Kindes eine faszinierende Einheit. Eure Reife- und Entwicklungsprozesse sind auf verschiedene Weise miteinander verwoben. Zum besseren Verständnis erläutere ich dir erst die vorgeburtliche und dann die nachgeburtliche Phase. Dabei werde ich eure gemeinsamen Wachstumsprozesse aus medizinischer, psychosomatischer und neurobiologischer Sicht beschreiben, sodass du deren Dynamik besser verstehst. So entwickelst du ein ganzheitliches Verständnis für eure Mutter-Kind-Einheit und kannst mehr Mitgefühl für euch empfinden.

Die Grundlage für eine gesunde Entwicklung deines Kindes und für dein Mama-Potenzial ist eure intensive Bindung, denn dieses Geschenk der Natur berührt und verändert euch beide. Neben der richtigen Ernährung, Bewegung und Geburtsvorbereitung ist ein Verständnis für die kindliche Entwicklung in deinem Bauch sehr wichtig. Diese ist geprägt durch den Einfluss deines emotionalen und körperlichen Befindens, deinen Lebensstil und deine Persönlichkeit.

Im Leben deines Kindes: Die Zeit vor der Geburt

„Für unsere Kinder zählen die ersten 1 000 Tage am meisten: Hier formen sich ihr Gehirn, ihr Immun- und ihr Stresssystem. Also die Art, wie sie denken, wie gesund sie sind und wie sie mit Belastungen umgehen."[1]

NICOLA SCHMIDT

Lass uns diese gemeinsame Reise durch die ersten 1 000 Tage in der Schwangerschaft beginnen. Ich möchte dir erklären, warum du als Mama in diesem Prozess des selbstorganisierten Wachsens eine wichtige Rolle spielst. Denn die Gehirnentwicklung und somit auch die Persönlichkeit, die Fähigkeiten, das Temperament und die Begabungen deines Kindes sind keineswegs nur durch seine genetische Veranlagung bestimmt, sondern werden maßgeblich durch die Umwelt und die Erfahrungen beeinflusst, die dein Kind von Beginn an macht. Du, liebe Mama, bist gleichsam das Haus, in dem sich das Wunder des Lebens vollzieht. Dein Kind entwickelt sich einerseits ohne dein Zutun, andererseits hat eure besondere Verbindung eine sehr wichtige Bedeutung für die vorgeburtliche Prägung deines Kindes. Diese Prägung ist das Fundament, das ihr beide für das spätere Leben deines Kindes – und auch für dein Leben als Mama schafft.

Aufs Engste verbunden mit deinem Baby

Niemals mehr steht ein anderer Organismus in so intensiver Verbindung mit dir und beeinflusst dich so maßgeblich, wie dein Kind in den ersten 1 000 Tagen. Dabei sind es vor allem die Austauschprozesse auf körperlicher Ebene, durch die eure Organismen so eng verbunden sind. Durch die Plazenta wird dein Kind nicht nur mit Nährstoffen und Sauerstoff versorgt, sondern es sind vor allem die Hormone als Botenstoffe, durch die dein Kind deinen Körper über seine Bedürfnisse informiert. Zudem steht es durch die Nabelschnur mit deinem Blutkreislauf in engem Kontakt. So erlebt dein Baby zwangsläufig auch all deine Befindlichkeiten. Diese zeigen sich auf körperlicher Ebene in Form von hormonellen Veränderungen im Blut, in der Qualität der Sauerstoffzufuhr oder Änderung der Herzfrequenz. Wenn du beispielsweise gestresst bist, spürt dies auch der Organismus deines Babys: deine Stresshormone, wie Adrenalin und Cortisol, treten über die Plazentaschranke und gelangen auch zu deinem Kind. Im Ultraschall hat man den Eindruck, dass Babys unruhig werden, erstarren oder zappeln, wenn ihre Mutter Angst hat. Sogar innere Bilder und Gefühlszustände der Mutter können derartige Austauschprozesse hervorrufen, welche überwiegend unbewusst ablaufen.[2] Dein Baby und du, ihr lebt in den ersten neun Monaten praktisch zusammen, und deine MAMA *Care* kommt in dieser Phase – wie auch in den ersten 1 000 Tagen – euch beiden zugute.

Mama & Baby unter Stress

Als angehende Kinderärztin und Mama ist mir das Thema Stressregulation besonders wichtig, denn der negative Einfluss von Stress auf die Gesundheit ist im Vergleich zu den negativen Auswirkungen anderer Faktoren wie Drogen, Rauchen, Alkohol und einer unausgewogenen Ernährung weniger bekannt.

Bereits zuvor habe ich dir kurz erklärt, dass auch dein Kind die Situationen, die du als stressig erlebst, auf körperlicher Ebene wahrnimmt. Hast du wiederholten und chronischen Stress oder leidest du an anhaltender depressiver Stimmung, werden diese Belastungen für den Organismus deines Babys zum neuen Normalzustand und er stellt sich hierauf ein. Die Ausreifung und die Strukturierung des kindlichen Gehirns werden dementsprechend angepasst. Das bei dauerhaft erhöhtem Stress freigesetzte Stresshormon Cortisol führt auch bei deinem Kind zu einem erhöhten Cortisolspiegel und hat so Einwirkungen auf seinen Hormonhaushalt, sein Temperament und seine Stressregulation. Ausschlaggebend ist dabei, wodurch du dich während der Schwangerschaft gestresst „fühlst", das kann ein schwerer Schicksalsschlag sein genauso wie alltägliche Situationen, ein anstrengender Beruf oder Konflikte in der Familie.

Genau wie auf der Ebene des Stresssystems kann eine pränatale Programmierung deines Babys auch auf körperlicher Ebene stattfinden, und zwar immer dann, wenn dein Körper längerfristig aus dem Gleichgewicht gerät. Zum Beispiel, wenn du als Mutter unter starken Schwankungen deines Blutdruckes, deines Blutzuckers oder unter einem schwankenden Hormonspiegel leidest. Daher ist es wichtig, dass du deine eigene Gesundheit ernst nimmst, um ungünstige Bedingungen für das Kind zu vermeiden. [3] Mach dir aber bitte keine Sorgen, wenn du dich als werdende Mama hin und wieder im Alltag gestresst fühlst. Es geht hier um einen dauerhaften, ausgeprägten Stress, der zu einem belastenden Faktor werden kann.

Am Ende ist von Bedeutung, mit welcher Haltung du dein Mamasein und die Beziehung zu deinem Kind gestaltest und was ihr gemeinsam aus den euch geschenkten Erfahrungen macht. Ich will dich dazu einladen, die Schwangerschaft und auch die Geburt als einzigartige und prägende Ausgangspunkte eurer großen Reise zu verstehen. Dabei bestimmen Hindernisse und Komplikationen nie allein eure Zukunft, sondern entscheidend ist stets der Umgang mit diesen Herausforderungen. Was wirklich zählt, sind das Vertrauen und die Zuversicht, dass ihr gemeinsam ein unbeschriebenes Blatt mit euren Kapiteln des Lebens füllen dürft. Du schenkst deinem Kind schon während der Schwangerschaft zwei wertvolle Erfahrungen: erstens, dass es in Verbundenheit existieren kann, und zweitens, dass jemand auf seine Bedürfnisse eingeht und es mit allem versorgt, was es zum Wachsen braucht. Diese Erfahrungen bleiben tief in deinem Baby verankert.

Die Geburt und ihre Auswirkungen

Die Geburt macht sichtbar und erfahrbar, welches Wunder die Natur an dir und deinem Kind vollbringt. Über viele Millionen Jahre wurde der Prozess der Geburt durch die Natur optimiert, sodass du am Ende der Schwangerschaft optimal vorbereitet bist. Dabei spielen die Hormone Östrogen und Prolaktin, aber auch Oxytocin und körpereigene Opioide eine ganz faszinierende Rolle, denn sie bereiten deinen Körper und dein Gehirn auf die Geburt und das spätere Muttersein vor.

Anpassungsprozesse bei Mama & Baby

Bindungshormon Oxytocin: weheninduzierend, stresslösend, schmerzstillend.

Prolaktin: bereitet zusammen mit Oxytocin die Brust auf das Stillen vor

Körpereigene Opioide: schmerzstillend, verändern den Bewusstseinszustand während der Geburt

Anpassungen bei deinem Baby: Sein Körper steigert die Anzahl an Bindungsstellen für die Stresshormone Adrenalin und Noradrenalin (Anhebung des Blutdrucks unter der Geburt, Sicherstellung der Blutversorgung wichtiger Organe, Förderung der Energiemobilisierung und der Wachsamkeit nach der Geburt). [4]

Im Leben deines Kindes: Die Zeit nach der Geburt

Von den Kindern

Deine Kinder sind nicht deine Kinder. Sie kommen durch dich, aber nicht von dir, und obwohl sie mit dir sind, gehören sie dir doch nicht. Du kannst ihnen deine Liebe geben, aber nicht deine Gedanken, denn sie haben ihre eigenen Gedanken. Du kannst ihrem Körper ein Heim geben, aber nicht ihrer Seele, denn ihre Seele wohnt im Haus von morgen.

KHALIL GIBRAN, arabischer Dichter (1883-1931)

Lass uns nun die ersten Minuten im Leben deines Kindes betrachten: Während der Geburt haben du und dein Kind eine Höchstleistung vollbracht, die mit enormen Anstrengungen und auch Stress einherging. Wie du vielleicht weißt, sorgen Kangarooing und Bonding, das Auflegen des nackten Babys auf den nackten Körper, nach der Geburt für Entspannung. Durch den engen Körperkontakt wird Oxytocin, unser Bindungshormon, freigesetzt. Egal, auf welche Weise du dein Kind geboren hast: Genieße diesen ersten magischen Moment mit deinem Baby – diesem kleinen Wunder, das du in die Welt gebracht hast. Versuche, präsent zu sein, nimm einen tiefen Atemzug und entspanne dich. Konzentriere dich auf den Geruch, den Anblick, die Wärme, die Atmung und den Herzschlag deines Babys und du wirst sehen: Diese Achtsamkeit im Moment schenkt dir ein tiefes Gefühl der Dankbarkeit. So wird bei dir und deinem Baby Oxytocin freigesetzt, dein Belohnungssystem aktiviert und die Freisetzung von endogenen Opioiden gefördert, welche deine Schmerzen lindern. [5] Das Bonding (dt.: Prägungsbindung) bezeichnet unser tiefes Bedürfnis, sofort nach der Geburt eine Bindung zueinander aufzubauen. Diese Prägungsbindung fördert in den ersten Lebensjahren die Entstehung der richtigen

Bindungsbeziehung, des sogenannten „Attachments", nämlich des unsichtbaren Bandes zwischen dir und deinem Kind, welches sich beständig über Raum und Zeit entwickelt, bis dein Kind sich irgendwann eigenständig von dir entfernen kann. [6] Falls ihr nach der Geburt keine Gelegenheit zum Bonding habt, dann ist das nicht schlimm. Bonding erleichtert zwar den Aufbau einer sicheren Bindungsbeziehung, ist aber keineswegs eine zwingende Voraussetzung!

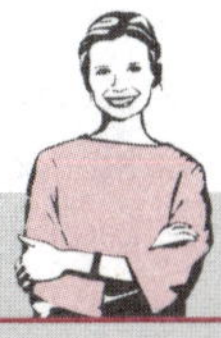

Personal Message von Miriam

UND WAS IST MIT DEM KAISERSCHNITT?

Es gibt Mamas, die gerne auf natürliche Weise entbinden möchten, dies aber aus medizinischen Gründen nicht tun können. Meine beiden Söhne mussten per Kaiserschnitt zur Welt kommen und statt Bonding zu genießen, lag ich im Operationssaal und konnte meine Babys nicht halten. Ich holte es etwas später nach. Heute ist unser großer Sohn dreieinhalb Jahre alt und ich empfinde die Bindungsbeziehung, die er zu uns hat, als innig und stabil. Ich bin zuversichtlich, dass dies auch für unseren zweiten kleinen Sohn der Fall sein wird.

Bindung: Die Basis für Entwicklung

Hast du dich schon einmal gefragt, woher dein Kind den Mut nimmt, unsere Welt zu erforschen? Die Antwort ist: aus einer stabilen Bindungsbeziehung zu Mama und/oder Papa. Denn diese ist sein sicherer Hafen und die Basis für seine Entwicklung zu einem selbstständigen Individuum. Sie bleibt ein lebenslanges Grundbedürfnis. Dieses unsichtbare Band zwischen deinem Baby und dir bzw. seinen engen Bezugspersonen wird dabei von Monat zu Monat stabiler.

Die Entwicklungsphasen der Bindungsbeziehung bei deinem Kind

- 1.+2. Lebensmonat: unbewusste, reflexartige soziale Interaktion gegenüber jeglichen Personen, dein Kind weint, schaut seine Mitmenschen an, klammert sich an sie
- 3.-6. Lebensmonat: zielgerichtete Kontaktaufnahme
- 7. Lebensmonat bis Grundschulalter: Das Band wird stärker! Dein Baby weiß, dass du existierst, auch wenn es dich nicht sieht.
- Vorschulalter: Dein Kind hat eine Vorstellung davon, was du möchtest und was deine Ziele sind; [7] Kompromisse oder Durchsetzung werden wichtiger. [8]

Auch wenn in diesem Buch die Mutter-Kind-Beziehung im Fokus steht, so hat dein Kind doch mehrere Bezugspersonen. Die Hauptbezugsperson ist dabei die Person, die nicht nur am häufigsten auf es reagiert, sondern dies auch noch am feinfühligsten tut. [9] Doch was passiert im Gehirn und in der inneren Welt deines Kindes, während sich dieses unsichtbare Band festigt? Durch die Erfahrungen, die dein Kind mit seinen Mitmenschen und seiner Umwelt macht, entwickelt es nach und nach eine Vorstellung, ein „inneres (Arbeits-) Modell des Miteinanders", woran es seine Erwartungen und sein Verhalten unbewusst anpasst. Je nachdem, ob ein Kind seine Bezugspersonen als zugänglich und verfügbar erlebt und diese bereit sind, sein Bedürfnis nach Schutz zu stillen, ist sein Bindungssystem normal, oder aber auch über- oder unteraktiv.[10]

Aus neurologischer Sicht lässt sich „[...] die Bindungsbeziehung als Organisator der Hirnentwicklung an[ge]sehen. Das Gehirn benötigt und erwartet eine Bindungsbeziehung, um sich selbst und andere verstehen zu können".[11] Das hormonelle Korrelat früher Bindungsbeziehungen ist hier wieder das Bindungshormon Oxytocin. Es wird freigesetzt, wenn das Baby ungelernte Reize wie Wärme oder Berührung, Stillen, Hautkontakt, Hormone, Babymassage, später auch der Geruch oder das Gesicht der Mutter wahrnimmt.[12] Dies führt zur Aktivierung des Belohnungssystems, außerdem hemmt es das Stresssystem, wodurch es dem Kind ermöglicht wird, seine Umwelt zu erkunden.

MAMA Care Take-away

Vergiss beim Thema Oxytocin nicht, dass unser Bindungshormon nur dann ausgeschüttet wird und seine Wirkungen entfalten kann, wenn dein Kind sich geliebt, umsorgt und geborgen fühlt. – Und wer schenkt ihm diese Gefühle? Genau, vor allem du, liebe Mama! Also denke immer daran: Für dein Kind bist du die Botin des Liebes- und Kuschelhormons und jede deiner zärtlichen Berührungen zählt!

Positive Effekte eurer Bindungsbeziehung

Für dein Kind ist eine sichere Bindung das Fundament für ein gesundes, erfülltes Leben in Verbundenheit mit sich selbst und seinen Mitmenschen. Wie wir aus Studien wissen, können sicher gebundene Kinder sich bei Bedarf Hilfe holen und haben gute Strategien entwickelt, ihr Stressniveau zu regulieren. Sie lösen Konflikte eher prosozial und sind folglich weniger aggressiv. Auch ihre Lernleistungen, ihre Sprachentwicklung, ihre

Gedächtnisleistungen, ihre Flexibilität und ihre Fähigkeit, Probleme kreativ zu lösen, sind größer als die von unsicher gebundenen Kindern. In den Anmerkungen findest du ein bedeutsames Experiment, welches bereits früh wissenschaftliche Belege für die Vielzahl der positiven Effekte einer sicheren Bindungsbeziehung lieferte. [13]

Wie dein Kind seine Gefühle kennenlernt

Dein Baby erlebt das komplette Spektrum des menschlichen Gefühllebens mit dir gemeinsam. Denn von Beginn an spielen unsere Gefühle bei seinen Lern- und Anpassungsprozessen eine wichtige Rolle. Wusstest du, dass die Gefühle bei Kindern deutlich stärker ausgeprägt sind als bei Erwachsenen, und dass das für Emotionen zuständige Gehirnareal, das limbische System, schon bei Geburt ausgereift ist? Auch wenn Kinder zu diesem Zeitpunkt ihre Gefühle noch nicht benennen oder regulieren können, so können sie diese dennoch intensiv erleben. [14]

Gefühle entstehen immer dann, wenn etwas Neues in unserer Umgebung passiert, das für uns von Bedeutung ist. Eine Situation, ein Zustand oder eine Erfahrung werden durch unsere emotionale Reaktion bewertet. Doch wie lernt das Kind nun, seine eigenen Gefühle einzuordnen? Die Natur hat es so eingerichtet, dass Oxytocin in euren Organismen gleichzeitig freigesetzt wird, wodurch biologische und verhaltensbezogene Prozesse bei dir und deinem Kind (z.B. Aktivierung von Hirnregionen, Freisetzung von Hormonen, Körperfunktionen, wie dem Herzrhythmus) gleichzeitig ablaufen. Dies nennt man „Biobehaviorale Synchronizität“. So kann dein Kind eure Organismen im Einklang miteinander erleben, mit dir gemeinsam seine Emotionen und Stress bewusst wahrnehmen, sie im Miteinander mit dir regulieren und sich entspannen.

Natürlich führt die Freisetzung von Oxytocin auch bei dir als Mama zu Bedingungen, die genau diesen Prozess unterstützen. Vorweg nur einmal schon so viel: Deine Sinne werden für die sozialen Reize deines Kindes geschärft, deine intuitive Reaktion gestärkt und deine Fähigkeit, sich in dein Kind hineinzuversetzen, gefördert. Ganz automatisch verfallen wir Mamas in den typischen „Babytalk-Modus", passen Mimik und Sprache an und spiegeln so unserem Kind seine inneren Vorgänge. So lernt dein Baby nicht nur sein inneres Körperempfinden mit den Gefühlen, die du spiegelst, zu assoziieren, sondern versteht nach und nach auch die Bedeutung und die Unterschiede der verschiedenen Emotionen.

Regenbogen der Emotionen

Damit dein Kind tatsächlich das komplette Spektrum an Gefühlen kennenlernen kann, darfst du als Mama also all deine Gefühle zulassen, bewusst wahrnehmen und lernen, mit ihnen umzugehen. Indem du Gefühle nicht wegdrängst, sondern sie dazu nutzt, dich selbst besser kennenzulernen, unterstützt du gleichzeitig dein Kind in seiner emotionalen Entwicklung. Es lohnt sich also, schon in der Schwangerschaft damit zu beginnen, die eigene Selbstregulation zu stärken und so die Grundlage für die emotionale Intelligenz deines Kindes zu legen.

Es kann auch sein, dass du keinen richtigen Zugang zu deinen eigenen Gefühlen findest und es dir schwerfällt, dich in dein Kind hineinzuversetzen. Oder du leidest unter anhaltender Niedergestimmtheit und fühlst dich überfordert. Dann ist es wichtig, dass du dir Hilfe holst, denn ohne dich oder andere nahe Bezugspersonen hat es dein Kind sehr schwer, die diffusen Erregungen seines Körpers als Gefühle wahrzunehmen und die Regulation von seinen Gefühlen zu lernen.

MAMA *Care* Take-away

GLÜCKSGEFÜHLE SIND WIE EIN NATÜRLICHER DÜNGER FÜR DAS KINDLICHE GEHIRN

Ein Glücksgefühl entsteht immer dann, wenn dein Kind es schafft, aus eigener Kraft einen nicht idealen Zustand in einen besseren zu verwandeln, zum Beispiel wenn es etwas aus eigener Kraft mit der Hand greift. In diesem Moment werden in seinem Gehirn Botenstoffe freigesetzt, die dazu beitragen, dass sich Nervenzellen besser vernetzen und neue Fortsätze bilden. [15] Also erfreut euch aneinander und genießt zusammen die schönen Momente und seid glücklich, so oft es geht!

In deinem Leben als Mama: Die Zeit der Schwangerschaft

Eine Schwangerschaft ist für jede Mama eine Entdeckungsreise. Ein Wunder der Natur, eine einzigartige und endliche Zeit, die ihresgleichen sucht. Gemeinsam wollen wir uns die beeindruckenden Anpassungen und Umstrukturierungen deines Körpers, deines Gehirns und deiner inneren Welt während der Schwangerschaft anschauen. Wusstest du, dass deiner Gebärmutter teils sogar „himmlische Qualitäten" zugeschrieben werden? Es sei „ein paradiesischer Ort der Rundumversorgung", „ein heiliger Ort", der „das Zuhause für die Seele" deines Kindes ist. [16] Dabei ist dieser Raum keine abgekapselte Blase, sondern ein lebendiger Teil deines Organismus, der sich nährt, einmal krank, gestresst oder entspannt ist. Genau wie auch dein Kind während der ersten neun Monate selbstständig wächst, erfolgen auch all die Veränderungen in deinem Körper selbstorganisiert. Alles, was du tun musst, ist, dich für diese Prozesse zu öffnen, sie als Geschenk bewusst wahr- und anzunehmen und zuzulassen.

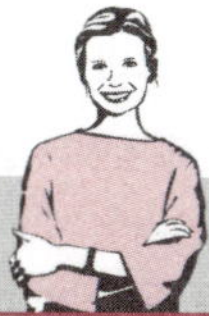

Personal Message von Miriam

SEI DU SELBST, MAMA!

Versuche, alle Vorstellungen loszulassen, wie du als Mama zu sein oder zu werden hast. Du und dein Körper sind einzigartig. Und falls du über die Jahre gelernt hast zu funktionieren, es anderen recht zu machen, oder deine Rolle perfekt auszufüllen, so möchte ich dich ermutigen, diese neun Monate dazu zu nutzen, um alle Hüllen abzulegen. Denn als Mama bist du wie ein völlig unbeschriebenes Blatt, auf das du deine ganz persönliche Geschichte schreiben darfst.

Was beeinflusst deine Mutterschaft?

Du als Mama lebst in einer komplexen Welt, in der sozioökonomische und politische Bedingungen genauso auf dich einwirken wie dein Beruf, deine Partnerschaft, dein familiäres Umfeld, Finanzen, Medien, Naturereignisse, Krisen oder Kriege. In dieser Gesellschaft wird uns vermittelt, dass alles möglich ist. Viele Mamas fühlen sich dazu angetrieben, eine gute Mutter zu sein, gleichzeitig Karriere zu machen und dazu noch eine attraktive Partnerin zu sein.

Im Vergleich zu den sehr geregelten Gesellschaften in der Vergangenheit profitieren wir heute von einer Vielzahl an Freiräumen und Wahlmöglichkeiten. Jedoch führt dies in vielen jungen Familien und bei vielen jungen Mamas auch zu Verunsicherung, zu mehr Trennungen, zu Konflikten und Einsamkeit. Viele Mamas sind heute auf sich selbst gestellt und müssen sich Unterstützung aktiv suchen. Frauenärzte haben oft keine Kapazität, sich um das mentale Wohlbefinden der Schwangeren zu kümmern, an Hebammen mangelt es vielerorts. Solange es einer Mama gut geht, ist dies vielleicht noch tolerabel, sobald aber eine Mutter problematische Erfahrungen mit sich trägt oder schwierige Umstände oder Belastungen zu bewältigen hat, ist das Fundament, auf der ihre Mutterschaft und die Entwicklung ihres Kindes steht, brüchig und instabil. Deswegen brauchen sowohl eine Mama, als auch ihr Kind besondere Unterstützung.

Emotionale Sensibilisierung und die Konfrontation mit deiner Weiblichkeit

Deine Schwangerschaft konfrontiert dich sehr früh und intensiv mit einer Seite von dir, die viele von uns Frauen in der rationalen Welt eher vernachlässigen, und zwar mit deiner Weiblichkeit. „Gerade die mit der Schwangerschaft einhergehende emotionale Sensibilisierung bietet eine einzigartige Chance zur psychischen Weiterentwicklung“.[17] Aber nicht nur das, sie bietet dir auch die Chance, deine Weiblichkeit wiederzuentdecken, neu zu erleben, schätzen zu lernen und in dein Leben zu integrieren. Die mit der Schwangerschaft einhergehenden Anpassungsprozesse und Veränderungen, die vor allem darauf ausgerichtet sind, später eine gute Bindung zum Kind aufzubauen, bringen dein Leben in Bewegung. Viele Frauen assoziieren den Begriff Weiblichkeit heute mit Schwäche oder Hypersensibilität, dabei ist er der Inbegriff deiner Stärke als Frau: „Mit Weiblichkeit und Mütterlichkeit sind dabei psychische Qualitäten gemeint wie die Fähigkeit, sich noch besser auf eine andere Person einstimmen zu können und Gefühlskontakt mit ihr aufzunehmen. Liebesgefühle werden dann oft wichtiger als die Bedürfnisse nach Autonomie, Selbstbehauptung und Selbstverwirklichung."[18] Ausgelöst durch einen starken Gefühlscocktail werden dir all diese Qualitäten in der Schwangerschaft in einer enormen Intensität erfahrbar, wenn du dich für sie öffnest. Doch oft ist es gar nicht so leicht, diese Qualitäten in dein bestehendes Selbstbild zu integrieren. Vielleicht hast du dich bisher als selbstbewusste und emanzipierte Frau wahrgenommen, die finanziell selbstständig ist und Karriere macht. Dann kann es eine große Herausforderung sein, wenn der Mutterinstinkt auf einmal seinen Platz einfordert.

MAMA *Care* Take-away

Die Schwangerschaft bietet dir die große Chance, wieder in Kontakt mit dir und deiner Weiblichkeit zu kommen und dies als Wachstumsimpuls für dich zu nutzen. Deine MAMA *Care* wird dich dabei unterstützen, diese Qualitäten bewusst zu spüren, zu stärken und selbstbewusst auszuleben.

Gemeinsam schwanger – nicht nur du veränderst dich!

Auch dein engstes Umfeld darf diese bereichernden Qualitäten in dir begrüßen. Die Rollen und Verantwortlichkeiten können sich schon während der Schwangerschaft verändern. Die Geburt eines Kindes ist eine große Veränderung, die auch sehr gefestigte Beziehungen vor eine Vielzahl an Herausforderungen stellt. Vielleicht hilft es dir und deinem/r Partner/in zu wissen, dass auch er/sie gewisse Mutterinstinkte hat, die es ihm/ihr ermöglichen, feinfühlig und liebevoll auf euer Kind zu reagieren. Genau wie dein Körper durchläuft nämlich auch der männliche Organismus gewisse hormonelle Veränderungen. Es wird davon ausgegangen, dass die ähnlichen hormonellen Veränderungen des Mannes und der Frau vor und nach der Geburt mit einer Art „Synchronisierung ihrer Physiologie" zusammenhängen. Durch das enge Zusammenleben und eine intime Beziehung wird diese Synchronisierung durch einen Austausch von Pheromonen (Geruchsstoffen) in Gang gesetzt. So ist es durchaus berechtigt, wenn manche Paare sagen, dass sie „gemeinsam schwanger" sind. Auch beim Partner/der Partnerin steigt die Freisetzung der Hormone Prolaktin, Östrogen und Cortisol an, bereitet Umbauprozesse im Gehirn vor und stimuliert mütterliches, fürsorgliches Bindungsverhalten. So wird auch dein/e Partnerin seine/ihre weiche Seite bewusster wahrnehmen und ihr dürft euch trauen, euch diese zu zeigen.

Chancen und Hürden der emotionalen Sensibilisierung

Leider ist es in unserer heutigen Welt nicht üblich, sich seinen Gefühlen zu widmen und sie bewusst wahrzunehmen. Wir sind es gewohnt, einfach zu funktionieren, und viele von uns haben den Kontakt zu ihrer inneren Welt verloren. So spüren auch manche Mamas ihren Körper nur wenig und nehmen die intensiven Veränderungen während der Schwangerschaft nicht in ihrem ganzen Ausmaß wahr. Dabei schlummern gerade in dieser Zeit so wunderbare Gefühle wie ein intensives Glücksempfinden, eine tiefe Verbundenheit zum eigenen Kind, Ruhe und Zufriedenheit. Doch was passiert in dem Moment, in dem sich eine Mama für ihre emotionale Seite öffnet? Dann vermag die Schwangerschaft ihre innere Welt zu öffnen und macht sie eventuell auch empfänglicher und flexibler für die Auseinandersetzung mit über Jahre festgefahrenen Mustern. Es kann auch sein, dass eine werdende Mutter wieder mehr innere Ruhe in sich verspürt als zuvor. Zudem kann sich auch die Liebesbeziehung zum/r Partner/in vertiefen. [19]

Gleichzeitig ist es möglich, dass negative innere Bilder wachgerufen werden oder die Schwangerschaft als eine emotionale Achterbahn erlebt wird. So sind starke Gefühle von Stress, emotionaler Überforderung, Einsamkeits- und Abhängigkeitsgefühle, Ängste und Sorgen, Panik oder eine depressive Verstimmung oft schwer zuzuordnen. Besonders verbreitet ist unter werdenden Mamas das Gefühl der Angst. Dieses Buch kann dir dabei helfen, all diese Gefühle – die zu einer Schwangerschaft dazugehören – besser zu verstehen und zu regulieren. Nimm gerne den Gedanken mit, dass das Mamasein ein Prozess von Fallen und Wiederaufstehen ist, dass Fehler wiedergutgemacht werden können, aber auch, dass Idealvorstellungen von eurer gemeinsamen Zukunft wenig hilfreich sind.

In Beziehung mit deinem Baby: Wege der Kontaktaufnahme

Nun ist es Zeit, ganz bewusst Kontakt aufzunehmen mit dem Wunder, das in dir wächst. Doch wie kann das so früh gelingen, kannst du doch laut Studien das kleine Wesen in deinem Bauch frühestens ab der 17. SSW spüren? Die Hebamme Esther Göbel bestätigt, dass eine frühere Kontaktaufnahme durchaus möglich ist und viele schwangere Frauen bereits vor der 17. SSW wertvolle Erfahrungen mit ihrem Baby machen können. [20]

Körpersignale annehmen – dein Baby klopft an

Vor allem während des ersten Trimenons wirst du mit enormen körperlichen Veränderungen, Begleitsymptomen und einer massiven hormonellen Umstellung konfrontiert. Was wäre, wenn du diese Körpersignale nicht nur als bloße Beschwerden wahrnehmen würdest, sondern dich stattdessen für die Vorstellung öffnest, dass es dein kleines Baby in deinem Bauch ist, das sich bemerkbar machen will? Stell dir einfach einmal vor, dass es dir hierdurch mitteilen möchte, dass es nun Zeit ist, mit ihm in Beziehung zu treten.

Wege zur Kontaktaufnahme mit deinem ungeborenen Baby [21]

- Intuition: Manche Mamas spüren, wenn ihr Kind bei ihnen „eingezogen" ist. Spüre einmal bewusst in dich hinein und öffne dich für deine mütterliche Intuition: Spürst du vielleicht, dass sich dein Bauch wärmer anfühlt?
- Träume: Vielleicht wünschst du dir, von deinem Kind zu träumen. Versuch es einmal mit einem Traumtagebuch.
- Hand-Bauchkontakt: Lege deine Hand auf den Bauch bzw. die Gebärmutter. Versuche dabei, die Hand so sanft wie auf eine Schneedecke zu legen, damit die Wärme tief nach innen eindringen kann. Mit etwas Übung und Geduld reagiert auch dein Kind, sodass du die reflektorischen Bewegungen deines Kindes spüren kannst. Du kannst dir dann vorstellen, es kuschelt sich in deine warme Hand, schwimmt hin und her und gibt sich Mühe, mit dir in Kontakt zu kommen.
- Bewegung: Egal, ob beim Yoga, Schwimmen, Spazieren gehen oder Tanzen, dein Kind bewegt sich mit. Vor allem beim Tanzen trainieren die Schwingungen deines Beckens das Gleichgewichtszentrum deines Kindes. Glückshormone werden freigesetzt und ein Gefühl der Zufriedenheit entsteht.
- Singen: Eine ebenso emotionale Art, mit deinem Kind in Beziehung zu treten, ist das Singen, bei dem Schwingungen, aber auch Kräfte freigesetzt werden. Daher ist das Singen auch eine effektive Methode der Geburtsvorbereitung.

- Gedanken & Worte: Du kannst dich auf verschiedenen Wegen gedanklich und sprachlich aktiv mit deinem Kind verbinden. Du kannst zum Beispiel ganz bewusst an dein Kind denken, ihm von deinem Tag erzählen und es so an deinem Leben teilhaben lassen.
- Verantwortung übernehmen: Von Anfang an übernimmst du Verantwortung für dein Kind, etwa wenn du es durch konkrete Anpassungen deines Lebensstils willkommen heißt. Hierzu gehört auch, dass du deine MAMA *Care* aktiv in deinen Alltag integrierst.
- Visualisierung & Herzensverbindung: Zu jeder Tageszeit kannst du dich in der Visualisierung üben: Dabei stellst du dir vor, dass ein goldenes Band von deinem Herzen zum Herzen deines Kindes zieht. Ist die Vorstellung, dass bereits ab der 6. SSW zwei Herzen in dir schlagen, nicht magisch?

Das „schwangere" Gehirn: Von der Frau zur fürsorglichen Mutter [22]

Im Folgenden schauen wir uns zusammen an, was in deinem Gehirn passiert, wenn eine Frau zur Mama wird. Du wirst schnell feststellen, dass hier unser Lieblingshormon Oxytocin wieder der Hauptakteur ist. Wir können dieses hormonelle Multitalent schon fast das „Mama-Hormon" nennen, denn es lässt in dir die folgenden Fähigkeiten und Kompetenzen reifen:

- Du assoziierst dein Kind mit Belohnung, gleichwie dein Kind das Miteinander mit dir mit Belohnung verbindet.
- Du entwickelst die Motivation, dich liebevoll und fürsorglich um dein Kind zu kümmern und ihm deine positiven Gefühle zu zeigen.
- Dein Gehirn wird für die Verarbeitung sozialer Reize deines Kindes geschärft, sodass diese als bedeutsam wahrgenommen werden.

- Deine Aufmerksamkeit wird auf die emotionalen Äußerungen deines Babys gelenkt. Du lernst seine Sprache, seine Mimik, seine Gestik, sein Schreien richtig zu deuten und Verständnis für seine Emotionen zu empfinden.
- Du bist in der Lage, Schreien bzw. unangenehmere Äußerungen deines Babys auszuhalten.
- Du kannst angemessene mütterliche Reaktionen auf das Schreien des Babys zeigen.

Wieder ist es die Natur, die uns Mamas einen „Bauplan" mit auf den Weg gibt und durch Oxytocin eine Win-win-Situation für dich und dein Kind schafft: Die Grundlage für seine Selbst- und deine Coregulation ist geschaffen. Im nächsten Abschnitt möchte ich dir genauer erklären, welche vielfältigen Anpassungs- und Veränderungsprozesse sowie Umstrukturierungen nach der Geburt in deinem Gehirn vonstattengehen und warum dieser einzigartige Prozess die Basis für deine MAMA *Care* sein kann.

In deinem Leben als Mama: Die Zeit nach der Geburt

Die existenziellen Erfahrungen von Schwangerschaft und besonders der Geburt werden nicht ohne Grund als kritisches Lebensereignis bezeichnet, das uns in hohem Maß herausfordert, und mit tiefgreifenden Veränderungen für Körper und Seele einhergehen kann. [23] Deshalb ist es mir so wichtig, dass du vor und während der Geburt nicht voller Angst und Sorgen bist, sondern zuversichtlich in diese Erfahrung eintauchst. Die Geburt eines Kindes zählt aber auch zu den „Sternstunden" einer Mama, denn es ist ein Ereignis, das über unsere Vorstellungskraft und bisherigen Erlebnisse hinausgeht. Worum geht es im Wesentlichen für dich als Mama?

Das Prinzip der Integration des „renovierten" Selbst

Während es in der Schwangerschaft vor allem wichtig war, sich der neuen Erfahrung hinzugeben und sich in Akzeptanz zu üben, Vorfreude und Zuversicht zu entwickeln, geht es nach der Geburt vor allem darum, deine natürliche Balance wiederzufinden. Das bedeutet, dass du wieder deine Mitte findest, sowohl körperlich als auch mental. Es geht darum, wieder bei dir selbst anzukommen, und zwar bei dem Selbst, das die vergangenen neun Monate in dir reifen durfte. Eine Frau wurde zur Mama – mit neuen Qualitäten, Aufgaben und auch einer neuen mentalen und körperlichen Ausstattung. Weder dein Körper noch deine innere Welt müssen wieder den Zustand vor der Schwangerschaft erreichen. Es geht vielmehr darum zu spüren, was dich als frischgebackene Mama ausmacht, deine Einzigartigkeit zu erleben und zu entfalten. Das kostet Zeit, Einfühlsamkeit, aber auch Mut, denn es kann sein, dass deine Einstellung gegenüber vielen Dingen sich verändern wird oder sich bereits verändert hat.

Wenn die Liebesbeziehung unter Druck gerät

In den ersten 1 000 Tagen gehört auch die gemeinsame Aufgabe, neben der Elternschaft noch ein Paar zu bleiben und eine lebendige Liebesbeziehung zu führen, zu den großen Herausforderungen für dich als Mama. Ich möchte dir helfen, ein Verständnis für die möglichen unbewussten und unausgesprochenen Vorgänge zwischen dir und deinem/r Partner/in zu entwickeln, und dir zeigen, wie Streitigkeiten, Missverständnisse und Spannungen bewältigt werden können.

Kommt es dir vielleicht bekannt vor, dass du mit deinem Kind viel allein bist, dir eigentlich mehr Unterstützung wünschst und dich nach Empathie sehnst? Du bist müde und dünnhäutig, hast kaum noch Lust auf Sex, und aus Hilflosigkeit entstehen unbewusst schnell Vorwürfe, die zu Streitigkeiten und Unzufriedenheit führen.

Dein/Deine Partner/in ist motiviert, Geld zu verdienen, er/sie stürzt sich in die Arbeit und versucht doch gleichzeitig so gut es geht, eine emotionale Bindung zu eurem Kind aufzubauen. Dein/e Partner/in ist abends müde, wünscht sich vielleicht mehr Auszeiten, hat manchmal sogar den Wunsch, nach der Arbeit nicht gleich nach Hause zu kommen, weil Vorwürfe auf ihn/sie warten. Vielleicht nimmt er/sie dich und dein Kind auch als eine Einheit wahr, zu der er/sie keinen richtigen Zugang findet. Dann helfen euch diese Tipps:

Erste Hilfe für Eltern, die Liebende bleiben möchten

Habt Geduld mit euch!

Ein Kind zu bekommen, ist eine besonders verletzliche Lebenssituation, die selbst die stabilste Beziehung herausfordert: Es ist ein langer Prozess zu lernen, wie ihr gleichzeitig Eltern und Liebespartner sein könnt. Der Anfang der Elternschaft ist eine Übergangssituation, in der Veränderungen, Rollenverschiebungen und Identitätswechsel gemeistert werden müssen. Doch dies bleibt kein Dauerzustand! Es bleibt natürlich immer herausfordernd, Eltern zu sein, aber irgendwann ist das eure neue Routine. Also seid geduldig mit euch!

Euer Baby fordert seinen Raum!

Ohne Baby waren die Freiräume groß: Zeit für Sex, Ruhe und Gespräche. Sobald dann ein kleines Baby in euer Leben tritt, ändert sich alles: Es braucht Fürsorge, ist abhängig, verletzlich und bestimmt euren bzw. vor allem deinen Tagesablauf. Wichtig ist, dass ihr euch bewusst seid, dass es nun euer aktives Zutun braucht, um das Band zwischen euch nicht schwächer werden zu lassen.

Emotionaler Rückzug und neuer Kontakt

Wenn sich dein/e Partner/in immer mehr zurückzieht und dir kühl erscheint, bedenke, dass dies nicht bedeutet, dass er/sie innerlich ruhig ist, sondern unter höchstem Stress steht: Der emotionale Rückzug ist der Versuch der Selbstregulation. Tief verborgen liegt das Bedürfnis, gesehen und gebraucht zu werden. Versuche dann, nicht enttäuscht oder wütend zu sein, und denke nicht, dein/e Partner/in mache es sich einfach nur leicht. Gibt es einen Weg, wie ihr vielleicht auf andere Art und Weise wieder in Kontakt kommen könnt? Startet mit kleinen Gesten und versucht, wieder Nähe und Verbundenheit zu spüren.

Kommuniziere deine Not!

Natürlich kannst auch du unter enormem Stress stehen und dir fehlt vielleicht die Energie, dich so zu verhalten, wie du gerne möchtest. Versuche, deinem/r Partner/in zu erklären, dass dein Verhalten aufgrund deiner eigenen Not entstanden ist.

Versucht, eure Emotionen und Bedürfnisse auszudrücken

Nach und nach kann das gegenseitige Verständnis größer werden, wenn ihr es schafft, euch zu öffnen, aufeinander zuzugehen und eure Gefühle und die dahinter verborgenen Bedürfnisse klar auszudrücken.

Deine Toolbox

Interview „Über Kopfmamas, Selbstbestimmung und Hingabe“: Ein Gespräch mit Kristin Graf, der Entwicklerin der Geburtsvorbereitungsmethode „Die Friedliche Geburt“

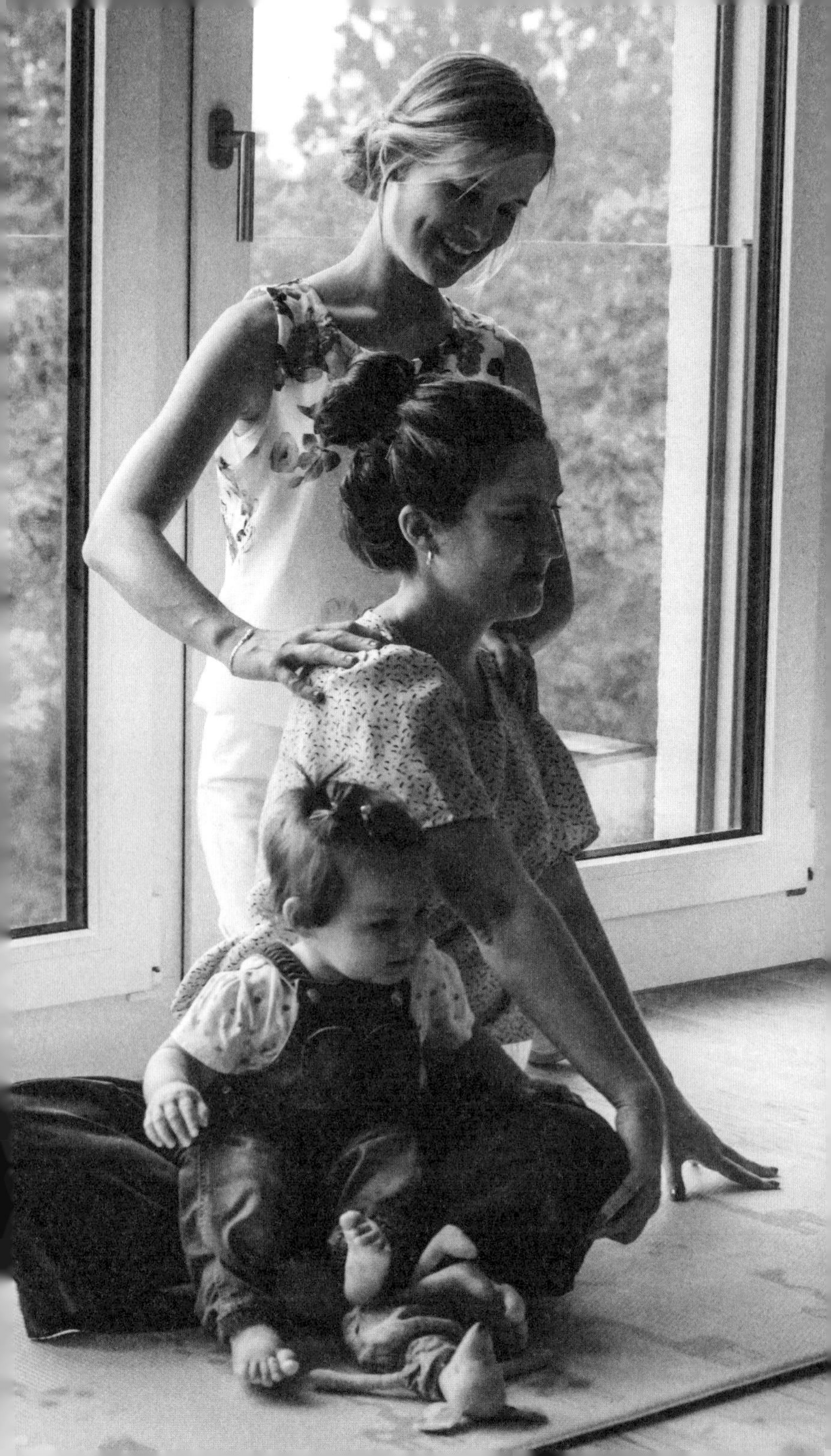

Das Mama-Potenzial & MAMA Care

Bevor ich dir nun genauer erkläre, was dein Mama-Potenzial ist und wie wir gemeinsam dieses Konstrukt mit Inhalt, Substanz, Fakten und Belegen füllen, möchte ich kurz darauf eingehen, warum es als Mama überhaupt nützlich ist, sich mit diesem Thema zu beschäftigen. Wenn du zum ersten Mal Mama wirst oder geworden bist, soll dir dieses Wissen um die Veränderung deines Gehirns während der Schwangerschaft und nach der Geburt zeigen, dass die Natur dich mit allem Notwendigen ausgestatttet hat, was du für ein Leben als Mutter und für die liebevolle Begleitung deines Kindes brauchst. Und auch wenn du schon länger Mama bist und dich vielleicht fragst, wie du den Alltag mit mehreren Kindern bewältigen sollst, kann dir dieses Wissen Zuversicht schenken, dass dein Gehirn und dein Körper nicht mehr da stehen, wo sie zum Zeitpunkt der ersten Schwangerschaft standen. Auf körperlicher und neuronaler Ebene hast du dir bereits viele Kompetenzen angeeignet, und es werden noch viele nützliche Fähigkeiten dazukommen.

Egal, ob du nun eine frischgebackene oder erfahrene Mama bist, du kannst die Umbauvorgänge deines Körpers auch für dich selbst nutzen. Sie können dir dazu dienen, dir selbst ein

Stück näherzukommen und deine Gesundheit und deinen „inneren Kompass", das Vertrauen in deine Intuition, zu stärken. Das gilt auch dann, wenn dein Start als Mama aus irgendwelchen Gründen nicht einfach war.

Das Mama-Potenzial, das in dir und in deinem Kind sowie in eurem gemeinsamen Lebensweg liegt, soll für dich nicht nur ein schönes Wort sein, sondern zu einer erfahrbaren Ressource werden. Ich möchte dir daher in den folgenden Kapiteln dieses Buches Tipps an die Hand geben, wie du es dazu nutzen kannst, deine Gesundheit selbst in die Hand zu nehmen, dich und dein Kind bewusst wahrzunehmen und zu regulieren, und dich so am Ende auch „selbst-dienlicher" zu verhalten. Unser gemeinsames Ziel ist es, dass du deine innere Ärztin entdeckst, die weiß, was du brauchst und was dich gesund macht.

Nur wenn dir bewusst ist, welche besondere „Ausstattung" dein Körper und dein Gehirn für dich als Mama entwickeln, kannst deine Fähigkeiten bewusst fördern und abrufen.

Dein Mama-Potenzial verstehen

Das Mama-Potenzial ist ein natürliches Programm der neuronalen Umstrukturierung des mütterlichen Gehirns zur Anpassung und Vorbereitung auf ein feinfühliges Miteinander zwischen Mutter und Kind, ausgelöst durch die Empfängnis bzw. die Schwangerschaft. Diese Umstrukturierungen betreffen dieselben Gehirnareale, die du seit vielen Jahren für die unbewusste Steuerung deiner Körperprozesse, deiner Stress- und Emotionsregulation, deiner Empathie und für viele andere Funktionen nutzt. Sie werden einer Art Renovierung und Modernisierung unterzogen, um aus dir eine liebevolle Mutter zu machen. Da du dein Gehirn und seine einzigartigen Fähigkeiten natürlich auch für dich selbst nutzt, können wir zu einer sehr wichtigen Erkenntnis kommen: Dein Mama-Potenzial ist zugleich ein Transformationsprozess und ein Wachstumsimpuls, der dir zu mehr Gesundheit, Gelassenheit und Leichtigkeit verhelfen kann. Jetzt fragst du dich vielleicht: Wie kann es sein, dass das Miteinander mit meinem Kind ein derartiges Potenzial für mich bereithält?

Das Mama-Potenzial ist ein Geschenk der Natur, durch das wir ein über viele Jahrhunderte gereiftes körperliches, neuronales und psychisches Anpassungsprogramm durchlaufen dürfen. Dieses Programm stellt das weibliche Gehirn perfekt auf eine feinfühlige Betreuung und Coregulation des Kindes ein. Dabei bezeichnet Coregulation den dynamischen Prozess der Interaktion zwischen deinem Kind und dir, durch den es lernt, seine eigenen Gefühle, Gedanken und sein Verhalten zu regulieren. In jedem Moment dieser Interaktion bist auch du gefordert, dich selbst zu regulieren, denn Selbst- und Coregulation sind untrennbar. Ein kontinuierlicher Erfahrungs- und Lernprozess beginnt – sowohl für dich als auch für dein Kind.

Du erwirbst neue Fähigkeiten für dein eigenes körperliches und mentales Wohlbefinden und kannst diese langfristig in deinem Gehirn verankern. Und das Beste ist: Je mehr du deine Selbstregulation Schritt für Schritt stärkst, desto besser gelingt dir die Coregulation deines Kindes und umso mehr profitiert seine Entwicklung von eurer Mutter-Kind-Beziehung.

Bevor wir uns gleich mit der „Renovierung" deines Gehirns beschäftigen, möchte ich dir noch ein Bild mit auf den Weg geben, das dir dein Mama-Potenzial greifbarer machen soll:

Dein Mama-Potenzial ist wie ein fruchtbarer Nährboden, in den bereits zu Beginn der Schwangerschaft viele keimende Samen eingepflanzt wurden. Diese Samen, die du während deiner frühen Mut-

terschaft sähst, gehören zu den fruchtbarsten Samen im Leben einer erwachsenen Frau. Durch einen achtsamen Umgang mit deinen eigenen Bedürfnissen bewässerst du sie. Durch die Erfahrungen mit deinem Kind werden sie auf natürliche Weise gedüngt. So entstehen die schönsten Blumen, die ein Leben lang für dich blühen.

Dies ist eine einzigartige Einladung der Natur, sich noch einmal ganz neu auszurichten. Denn in diesen ersten 1 000 Tagen der Mutterschaft besteht sowohl im weiblichen Körper, als auch in deinem Gehirn eine derartige Umbruchsatmosphäre und Anpassungsstimmung, oder wissenschaftlich gesprochen, eine enorme Plastizität, dass Veränderungen des eigenen Lebensstils gerade in dieser Phase einen besonders nachhaltigen Einfluss auf dein weiteres Leben haben können. Dein Gehirn lernt in dieser Phase wie ein Leistungssportler. Der Weg zu einer besseren Selbstregulation, zu mehr Gelassenheit, aber auch mehr Authentizität werden geebnet und ein Neuanfang bzw. deine Weiterentwicklung erleichtert.

Unsere Kinder spielen dabei eine wichtige Rolle: Sie sind Initiatoren, Impulsgeber und Motivatoren, Spiegel und Mutmacher zugleich. Ihre Offenheit, Neugier, Gestaltungslust und ihr Durchhaltevermögen sind am Ende die Nährstoffe, die unser Nährboden braucht, um die Samen zum Gedeihen zu bringen. Ihre bedingungslose Liebe und unsere tiefe Liebesbeziehung zu ihnen gibt uns die Chance, uns durch die Herausforderungen, die ein Leben mit Kindern mit sich bringt, zu entwickeln, an unseren Schwächen zu arbeiten und neue Wege zu gehen. Dies gilt übrigens auch in ähnlicher Weise für deine/n Partner/in. Erkennen wir das natürliche Potenzial dieser besonderen Lebensphase, können wir zusammen über uns hinauswachsen. Es geht dabei keineswegs um Selbstoptimierung, sondern darum, im Miteinander immer wieder unsere kindliche Unbeschwertheit und Lebensfreude wiederzuentdecken. Hierzu möchte ich dich, deine/n Partner/in und euer/eure Kind/er herzlich einladen, denn gemeinsam wird diese Reise erst richtig spannend!

Das schwangere Gehirn

Um dir das Ausmaß dieser Umbruchs- und Anpassungsstimmung in deinem Gehirn während der Schwangerschaft bzw. der ersten 1 000 Tage vorstellen zu können, lade ich dich dazu ein, dich an deine Pubertät zurückzuerinnern. Denn in dieser Phase findet eine ähnliche tiefgreifende Umstrukturierung des Gehirns statt. Dies liegt vor allem daran, dass in dieser Zeitspanne eine vergleichbare Menge an Geschlechtshormonen produziert wird. [24] Wie auch die Pubertät, erlebt jede Frau die Schwangerschaft auf eine ganz individuelle Art und Weise, jedoch immer mit dem Ergebnis, dass sie am Ende nicht mehr dieselbe ist wie vorher.

Mit Beginn der Schwangerschaft wird ein Schalter umgelegt: Der positive Schwangerschaftstest ist mehr oder weniger ein „Vertrag zur Renovierung des weiblichen Gehirns“. Unser Gehirn verändert seine Struktur und setzt verschiedene Hormone frei, sodass eine enge Bindung zu deinem Baby für dich zu einem essenziellen Bedürfnis wird. Kannst du dir vorstellen, dass es sogar gewisse „muttertypische“ Gene gibt, die „angeschaltet“ werden? Das führt dazu, dass Bereiche in deinem Gehirn aktiviert werden, die auch als elterliches „Fürsorgenetzwerk“ beschrieben werden können. Dieses Netzwerk verarbeitet unter anderem die Reize deines Babys und ist für Empathie und Emotionsregulation zuständig. Hier herrscht eine ganz besondere „mütterliche Chemie“, wobei wieder das Oxytocin eine wichtige Rolle spielt. Plötzlich spürst du, wie deine „weiblichen“ Qualitäten immer mehr Einzug in deine Gedanken, deine Emotionen und in dein Verhalten finden: Du bist besonders feinfühlig, möchtest dich vielleicht an die Umstände der Schwangerschaft anpassen und bist besonders einfühlsam. [25] Prinzipiell wirkt sich diese extra Dosis Oxytocin natürlich auch auf dein Sozialverhalten aus, dämpft unangenehme Emotionen, schenkt dir Motivation zum sozialen Miteinander und hilft dir, mit deinen Mitmenschen in sozialer Verbundenheit zu stehen. Die folgende Abbildung zeigt dir, wie Oxytocin dich dabei unterstützt, aktiv dein soziales Netz aufzubauen und zu stärken. [26] Unsere Kinder sind hier wieder sehr hilfreiche Impulsgeber, um neue Menschen oder andere Mamas in Geburtsvorbereitungs-, Rückbildungs- oder Babykursen kennenzulernen. Also habe den Mut, auf andere zuzugehen – es fällt dir jetzt wahrscheinlich leichter als je zuvor!

Modell der sozialen Anpassung [27]

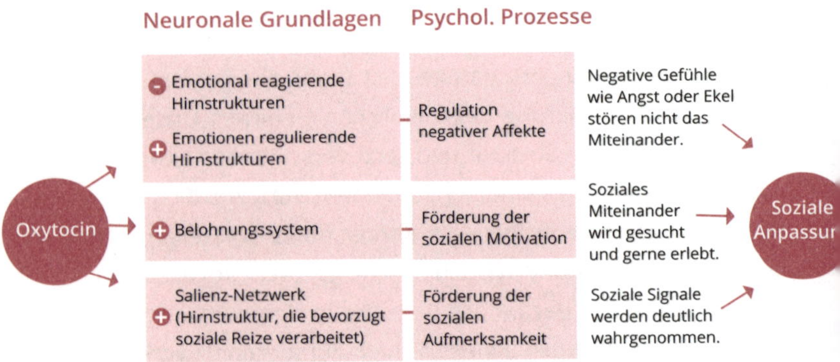

„Momnesia“ & Co: Was passiert in deinem Kopf?

Zu Beginn der Schwangerschaft muss eine werdende Mutter nicht nur den massiven Anstieg ihrer Hormone bewältigen (Östrogen und Progesteron steigen auf das fünfzehn- bis vierzigfache ihrer normalen Konzentration an), sondern auch Oxytocin erfüllt seine Pflicht, indem es neben Brust und Gebärmutter auch dein Gehirn auf seine späteren Aufgaben vorbereitet. Dann kann es manchmal sein, dass du Dinge vergisst oder dir schlechter merken kannst. Bei vielen Mamas läuten dann die Alarmglocken: „Momnesia“ oder „die Angst, zu verdummen“ sind allgegenwärtig. Der Begriff „Schwangerschaftsgehirn“ bezieht sich auf die Vergesslichkeit, Unaufmerksamkeit oder geistige Verwirrtheit, die manchmal mit einer Schwangerschaft einhergehen. [28] Doch mal ehrlich: Wenn sich dein Gehirn in rasender Geschwindigkeit darauf vorbereitet, die Bedürfnisse deines Babys richtig zu erkennen und adäquat darauf einzugehen, ständig aufmerksam zu sein und mögliche Gefahren zu identifizieren und dabei noch damit beschäftigt ist, seine Fähigkeit zum Multitasking wie ein Profi zu optimieren, lernt es dann nicht wie ein Leistungssportler? Nicole Strüber sagt hierzu: „Unser subjektives Empfinden zu verdummen beruht lediglich auf der Gewohnheit, unsere kognitiven Leistungen nach schulischen Maßstäben zu beurteilen. Für das lernende Muttergehirn ist dies eine Beleidigung.“ [29] Zudem musst du als Mama deine Gewohnheiten erheblich umstellen, vergleichbar mit einer Quereinsteigerin ohne Ausbildung, die einen anspruchsvollen Job übernimmt. Eine bahnbrechenden Studie, deren Ergebnisse ich dir kurz in den Anmerkungen beschreibe, zeigte Veränderungen im Gehirn, die darauf hinwiesen, dass es „Platz für neue Informationen (schafft)“ [30]. Dein Gehirn stellt sich auf erhöhte Anforderungen ein, z.B. indem sich gewisse Gehirnareale besser vernetzen oder aktiver sind als zuvor. Während dieses Umbaus bzw. dieser Renovierungsphase kann es zeitweise dazu kommen, dass du dich als (werdende) Mama manchmal vergesslicher als zuvor fühlst oder es zu Einbußen der kognitiven Leistung kommt. Stell dir vor, dass dein Gehirn einem Update unterzogen wird, welches dir dabei hilft, deine neuen Aufgaben gelassen und kompetent zu meistern.

Wusstest du, dass du noch dazu im ersten Jahr mit deinem Baby etwa 700 Stunden Schlafdefizit anhäufst? Der Schlafmangel ist neben den hormonellen Veränderungen und der neuen Rolle als Mama mit all den zusätzlichen Aufgaben tatsächlich eine der größten Herausforderungen für dein Gehirn. Das kostet zusätzlich viel Kraft, sodass es einfach manchmal eine Pause braucht. Also nimm dir folgende Worte der Neurowissenschaftlerin Lisa Mosconi zu Herzen: „Vergesslichkeit oder ein ‚benebeltes´ Gehirn während der Schwangerschaft bedeuten also keineswegs, dass Sie dabei sind, Ihren Verstand zu verlieren. Sie sind vielmehr dabei, einen völlig neuen Verstand auszubilden! Ihr Gehirn ist emsig damit beschäftigt, die neuen Räume und Bahnen aufzumöbeln, die Ihnen erlauben werden, die zahllosen Anforderungen der Mutterschaft noch besser zu bewältigen [...].“ [31]

Von der Renovierung zur langfristigen Modernisierung

Wie wir heute auch wissen, erhöht sich durch eine Mutterschaft das Volumen der grauen Substanz deines Gehirns sowohl in einer wichtigen Schaltzentrale (Hypothalamus) als auch in einem wichtigen Teil unseres emotionalen Zentrums (Amygdala). Diese beiden Areale sind für die Verarbeitung von Stress, Emotionen und für unsere Motivation zuständig. [32] Damit möchte ich nicht behaupten, dass wir Mamas auf einmal ein „Super-Brain“ haben und Genies werden, jedoch erleben wir eine Erweiterung bzw. Optimierung der in uns angelegten Fähigkeiten. Führen wir uns vor Augen, dass die Hirnareale, die nun Teil des elterlichen Fürsorgenetzwerkes sind, genauso für unsere eigene Stress- und Emotionsregulation, für Motivation und Empathie zuständig waren, so frage ich dich: Warum nutzen wir deren erhöhte Aktivierung nicht zugleich für unser eigenes Wohlbefinden und unsere Entfaltung? Auch im Erwachsenenalter werden in bestimmten Hirnarealen, die z.B. an Gedächtnis- und Lernprozessen beteiligt sind, wie unser Seepferdchen (der Hippocampus), neue Nervenzellen gebildet. Dieser Prozess wird wesentlich durch Oxytocin stimuliert [33], was meiner Ansicht nach förmlich danach schreit, alte Gewohnheiten einmal grundlegend zu überdenken und positive neue Gewohnheiten zu etablieren. Wenn nicht jetzt, wann dann?

Viele der zuvor erwähnten Veränderungen im Übergang zur Mutterschaft sind übrigens langfristig, teils wird eine Nachweisbarkeit von bis zu zwei Jahren beschrieben, andere Studien zu anderen Säugetierarten wiederum postulieren lebenslange Veränderungen, ganz nach dem Prinzip: „einmal Mutter, immer Mutter". Diese betreffen vor allem unsere Fähigkeit, mit Stress umzugehen und das Ausmaß unserer Ängstlichkeit. [34]

Egal, wie lange diese Veränderungen am Ende in Studien nachweisbar sind, sicher ist, dass wir ein auf Lernen ausgerichtetes, sehr anpassungsfähiges Gehirn besitzen, welches wir bewusst schulen können. MAMA *Care* kann ein Weg sein, dieses Mama-Potenzial für dich längerfristig verfügbar zu machen.

Warum die Gesundheit moderner Mamas auf dem Spiel steht

Viele von uns beschäftigen sich als junge Frauen noch wenig mit den Konsequenzen eines ungesunden Lebensstils. Doch spätestens dann, wenn wir die Verantwortung für die Gesundheit unserer Kinder tragen und ihre Betreuung uns viel abverlangt, rückt auch unsere eigene Gesundheit mehr in unser Blickfeld. Oft lasten auf einer „modernen" Mama hohe eigene und auch fremde Erwartungen und wir tendieren dazu, sowohl unseren Körper als auch unseren Geist ständig zu überfordern.

Angststörungen, Depressionen, ein erhöhtes Risiko für Kopfschmerzen, Migräne und Autoimmunerkrankungen sind unter Frauen wesentlich verbreiteter als unter Männern. [35] Ungesundes Verhalten, der Stress und die damit einhergehenden Kämpfe wirken sich still und leise nicht nur auf unser Herz, unsere Hormone und unsere Taille aus, sondern auch auf unser Gehirn. Mittlerweile haben Frauen über 50 ein vergleichbar hohes Risiko, an einer Herzerkrankung zu leiden, wie Männer. Noch dazu achten heutzutage Männer zunehmend besser auf sich, wohingegen Frauen aufgrund der Veränderung gesellschaftlicher Strukturen weniger pfleglich mit sich selbst umgehen. [36]

Da ich angehende Kinderärztin bin, schreibe ich dieses Buch auch aus der großen Motivation heraus, dir zu zeigen, wie du mit MAMA *Care* deine Gesundheit als Mama stärken kannst, um deinem Kind einen optimalen Start ins Leben und eine unbeschwerte Zukunft zu ebnen. Doch soll dies keineswegs eine weitere Forderung an dich sein, eine möglichst resiliente, entspannte und in allen Lebensbereichen kompetent und gesund agierende Frau zu werden. Nein, es soll vielmehr eine Einladung sein, dein eigenes Wohlbefinden für genauso wichtig zu halten wie das deiner Kinder. Nahezu jede Mutter tut alles dafür, dass ihr Kind gesund aufwächst, dieses Bestreben wird umso nachhaltiger, wenn du dabei deinem Kind auch selbst einen gesunden Lebensstil vorlebst. Die eigene Gesundheit ist das kostbarste Gut, das wir haben. Und das Bestreben, gut für sich zu sorgen, ist kein Luxus und keine Folge von übertriebener Selbstbezogenheit. Es ist vielmehr die klügste Entscheidung und der notwendige und einzige Weg, um als Frauen und Mütter langfristig unser Wohlbefinden zu sichern.

Wenn die Mamaseele weint

Vor allem deine mentale Gesundheit wird zu einem enorm wichtigen Thema. Dabei gehören wir Mamas zu einer Untergruppe, die noch zu wenig im gesellschaftlichen und gesundheitspolitischen Fokus steht. Umso wichtiger ist es, dass du selbst schon einmal von gewissen Zustandsbildern gehört hast, die die körperliche, neurologische und mentale Gesundheit von Müttern besonders gefährden (ich nenne sie hier „Mama-assoziierte" mentale Erkrankungen). Es ist dennoch völlig in Ordnung, wenn du dir diesen Abschnitt und die Übersicht nur dann anschaust, wenn du das Gefühl hast, dass emotionale oder körperliche Beschwerden bei dir oder bei einer Mama in deinem Umfeld das normale Maß übersteigen.

Mama-assoziierte mentale Erkrankungen treten vor allem in den Lebensphasen auf, die von Umbruch, Veränderung und Unsicherheiten geprägt sind und in denen wir als Frauen besonders vulnerabel sind. Leider sind sie oft mit Tabus behaftet und werden verschwiegen, da sie bei den Betroffenen Scham- und Schuldgefühle auslösen. Außerdem werden Mütter und ihre Beschwerden oft nicht ernst genommen. Stimmungsschwankungen werden generell auf die weiblichen Hormone geschoben, doch das ist nicht richtig. Es gibt gerade in den ersten 1 000 Tagen mit Kind verschiedene körperliche und mentale Beschwerden, die du unbedingt ernst nehmen musst. Das bedeutet, dass du dir aktiv Hilfe holen solltest, anstatt dich mehr und mehr zu überfordern und am Ende die Gesundheit von dir und deinem Kind zu gefährden.

Mama-assoziierte mentale Erkrankungen [37]

Babyblues:

- Betroffen sind 50-80 % aller Mamas, meist ab dem 3.-5. Tag nach der Geburt
- Symptome: Stimmungsschwankungen, häufiges Weinen
- Ursachen: hormonelle Umstellung, enorme körperliche und physische Anforderungen und Veränderungen rund um die Geburt
- Prognose: Erholung meist innerhalb weniger Tage

Schwangerschaftsdepression:

- Betroffen sind 10 % aller Mamas
- Symptome (ausgeprägter als beim Babyblues): Niedergestimmtheit, Interessensverlust, Antriebslosigkeit, Schuldgefühle, Ängste und niedriges Selbstwertgefühl bzgl. Mutterschaft, Gefühl der Gefühllosigkeit (während der Schwangerschaft/nach der Geburt)
- Ursachen: entwicklungsphysiologische, reproduktive, hormonelle und soziale Faktoren wie Stress am Arbeitsplatz, familiäre Pflichten, finanzielle Probleme, Vielfalt an Rollen und Erwartungen
- Prognose: ca. 30 % aller Mamas, die in der Schwangerschaft eine Depression erleiden, machen auch eine Wochenbettdepression durch.[38]

Postnatale Depression (Wochenbettdepression):

- Betroffen sind 10-15 % aller Mamas, innerhalb 4 Wochen nach Geburt
- Symptome: vergleichbar mit der Schwangerschaftsdepression
- Risiko: „In keiner anderen Lebensphase einer Frau ist das Risiko, an einer psychischen Störung zu erkranken, so groß wie im Wochenbett." [39]

Postpartaler (nach der Geburt) Burn-out & Postnatales Erschöpfungssyndrom

- Ursachen: Mangelzustand nach der Geburt, der das gesamte körperliche und seelische Wohlbefinden beeinträchtigt. Das Heranwachsen des Babys im Mutterbauch beeinflusste den Körper massiv: Über die Plazenta zehrte das Kind essenzielle Nährstoffe auf, die auch die Mutter selbst dringend benötigt, um rundum gesund zu sein.
- Symptome: völlige Erschöpfung bis hin zur Wochenbettdepression
- Prognose: oft nicht diagnostiziert oder behandelt, kann daher auch über sehr lange Zeit bestehen

Schwangerschafts-Psychose und Wochenbett-Psychose [40]

- Betroffen sind 0,5 % aller Mamas
- Symptome: Wesensveränderung, Antriebs- und Teilnahmslosigkeit, Unruhe, Schlafstörungen, Konzentrationsstörungen, starke Ängste bis hin zu Panikattacken, Wahnvorstellungen
- Ursachen: hormonelle Umstellung nach der Geburt
- Prognose: hohes Gefährdungspotenzial von Mutter und Kind

MAMA *Care* kann im Sinne der Prävention dazu beitragen, oben genannten Zustandsbildern vorzubeugen. Falls du jedoch das Gefühl hast, dass während der Schwangerschaft, nach der Geburt oder auch im weiteren Verlauf etwas nicht stimmt und du dich aus einer Art Dauertraurigkeit oder Verzweiflung nicht mehr aus eigener Kraft lösen kannst, hole dir Hilfe. Und vor allem: Schäme dich nicht! Die kleine Übersicht soll dir eines zeigen: Du bist nicht allein. Sich so früh es geht unterstützen zu lassen, ist das Gesündeste und Beste, was du für dich und dein Kind tun kannst.

MAMA *Care* Take-away

Nie mehr sonst in deinem Leben werden dein Körper und seine Energieressourcen so sehr beansprucht wie zu Beginn deiner Mutterschaft. Viele der genannten Erkrankungsrisiken können deutlich reduziert werden, wenn du deinen Lebensstil achtsam gestaltest. Warte hiermit nicht länger, denn als frischgebackene Mama befindet sich dein Körper in einer „Hochphase", und somit ist ein günstiger Zeitpunkt. Dein Mama-Potenzial kann dir eine wunderbare Starthilfe sein!

MAMA *Care*: Ein ganzheitlicher Ansatz mit flexiblem Rahmen

Tanja, 32 Jahre, Mama des kleinen Leon (3 Monate alt): *„Puh, ich bin ja eigentlich gerne Mama, aber es verlangt mir auch einiges ab: Ich fühle mich ausgelaugt, mein Körper tut mir weh, ich bin oft gereizt und manchmal auch ein bisschen einsam, wenn ich ehrlich bin. Dabei will ich es einfach nur perfekt hinkriegen. Man weiß schließlich, wie wichtig die erste Zeit für ein Neugeborenes ist. Ich hätte Gewissensbisse, wenn ich mich beklagen und an mich denken würde, geschweige denn, dass ich überhaupt dazu kommen würde. Wäre irgendwie egoistisch … kann der Tag nicht einfach 48 Stunden haben?"*

Kommen dir solche Gedanken bekannt vor? Viele von uns kennen das: Die eigenen Bedürfnisse gehen im Alltag unter und ein Gefühl von Stress und Überforderung macht sich breit. Daher sind deine Bedürfnisse die Grundpfeiler, nach denen du deine MAMA *Care* gestaltest. Dabei geht es mir nicht um einen fest vorgegebenen Selfcare-Plan, den du rigide befolgen musst. Es geht um einen flexiblen Rahmen mit verschiedenen Ansätzen, der dir hilft, in kleinen Schritten individuelle Anpassungen in deine Lebensführung und deinen Alltag einzubauen.

MAMA *Care* hilft dir dabei …

… deine innere Ärztin stellvertretend für deine Fähigkeit zur Selbsthilfe und Selbstregulation wiederzuentdecken,
… trotz turbulentem Mama-Alltag täglich etwas für deine Gesundheit zu tun,
… deine natürliche Balance zu finden und mehr Energie zu haben,
… das Mamasein und euer Miteinander mehr genießen zu können.

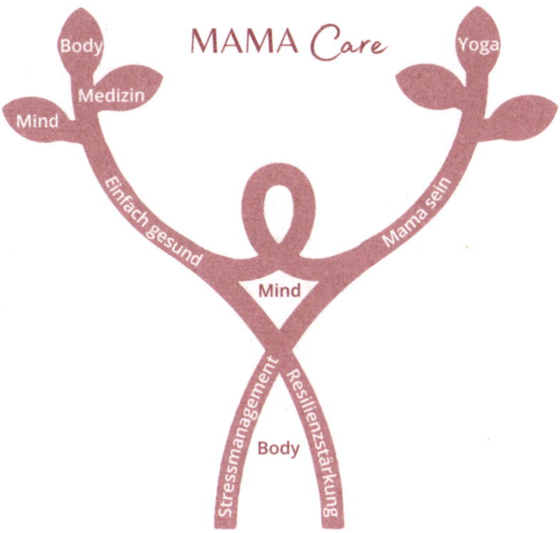

Eigene Bedürfnisse

Das verdeutlicht dir auch der MAMA *Care*-Baum, der mein Leitbild für eine bedürfnisorientierte Mutterschaft ist. Egal, welchem Thema du gerade mehr Aufmerksamkeit widmen möchtest: Ich nehme dich an der Hand und wir gehen den Weg gemeinsam in deinem Tempo, stets mit dem Ziel, das Gelernte auch im Familienalltag umsetzen zu können.

Natürlich sind auch Auszeiten, die nur dir allein gehören, fester Bestandteil deiner MAMA *Care*. Jedoch ist eine individuelle Gesundheitsfürsorge nur dann wirklich effektiv, wenn du sie zu deiner Lebenseinstellung machst und gemeinsam mit deinen Kindern und ggf. auch mit deinem Partner/deiner Partnerin umsetzen kannst. Es ist zwar nicht unmöglich, den Weg zu mehr Wohlbefinden allein zu gehen, wenn dein Umfeld dir jedoch kontinuierlich Gegenwind bietet, wird es allerdings wesentlich länger dauern, bis du die positiven Effekte spüren kannst. Im Laufe des Buches werde ich dir deshalb immer wieder Hinweise geben, wie ihr gesundheitliche Selbstfürsorge auch zu eurem Familienthema machen könnt.

Vergiss auf unserer gemeinsamen Reise bitte nie, dass dein Ziel nicht darin besteht, eine „Supermama" zu werden, die ihren Alltag „rockt", nie emotional oder mental herausgefordert ist, immer gut aussieht, sportlich ist und sich perfekt ernährt. Dieses Bild der modernen Mama ist nämlich unecht und unnatürlich und setzt dich nur unter Druck. Stattdessen möchte ich dich einladen, dich während der Schwangerschaft und zwischen stillen, wickeln und Fläschchen geben wieder häufiger an dich selbst zu erinnern.

Hierzu verwende ich gern das Bild der Sauerstoffmaske im Flugzeug: Nur wenn du dir zuerst eine Maske aufsetzt, kannst du auch deinem Kind oder anderen Menschen helfen, ohne dass dir die Luft ausgeht.

Finde heraus, was du brauchst

Am Beginn deiner MAMA *Care* steht die Frage, wo du gerade als Mama und als Frau stehst und was du in deiner aktuellen

Lebenssituation am dringendsten brauchst. Dieses Buch soll dir dabei helfen herauszufinden, welche Angewohnheiten, emotionalen wunden Punkte oder Umstände in deinem Leben dazu führen, dass es dir als Mama an Energie mangelt und du den Zugang zu deinem natürlichen Selbst verloren hast. Indem du dir die Zeit nimmst, geduldig und liebevoll die verschiedenen Lebensbereiche durchzugehen, ermöglichst du es dir, aus einem „Problemthema" eine Ressource zu machen. Dazu müssen wir erst einmal verstehen, was uns gesund hält oder krank macht, was Stress bedeutet und was unser Körper grundsätzlich braucht, um ein „gesundes Haus" für unsere Seele zu sein. Sind wir uns zum Beispiel bewusst, dass wir an Schlafstörungen leiden oder ungesunde Ernährungsgewohnheiten haben, können wir diese bewusst angehen und außerdem versuchen herauszufinden, auf welche darunterliegenden emotionalen Bedürfnisse oder mentalen Prozesse diese „Problembereiche" vielleicht hinweisen. Schon zu Beginn des Buches haben wir eine kleine Bestandsaufnahme gemacht, an die ich nun anknüpfen möchte. Nimm dir hierzu gern noch einmal die fünf Fragen von Seite 14 und deine Notizen zur Hand. In den fünf Fragen ging es darum, in dich hineinzuhören und herauszufinden, wo du im Moment wertvolle Energie verlierst und was es braucht, um wieder neue Kraft tanken zu können. Um dich dabei zu unterstützen, habe ich das MAMA-*Care*-Rad entwickelt, das ähnlich wie ein Lebensrad deine verschiedenen Lebensbereiche übersichtlich darstellt.

Doch das MAMA-*Care*-Rad ist auch ein Rad der Gesundheit. Es umfasst die folgenden Bereiche, die dein Wohlbefinden ganz wesentlich mit beeinflussen und über die du in diesem Buch mehr lernen wirst:

Das MAMA-*Care*-Rad

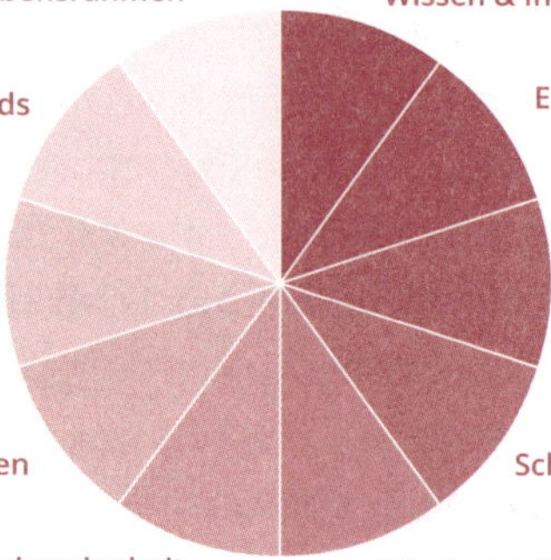

Wissen & Inspiration: Die ersten 1 000 Tage, Mama-Potenzial, Frauengesundheit, Stress, Entspannung etc.
Ernährung: ausgewogene Ernährung, Ernährungsgewohnheiten, emotionaler Hunger etc.
Bewegung: Bewegungsformen, Yoga, Körper und Geist etc.
Schlaf: Schlafverhalten und Schlafqualität
Mindset & Gefühle: Glaubenssätze, gedanklicher Autopilot, Urängste, Emotionsregulation, Energiemanagement, Rolle als Mama, Achtsamkeit, Empathie usw.
Soziale Verbundenheit: Soziales Netz und Freundschaften, Beziehungen
Ziele & Visionen: Träume, Lebenssinn, Spiritualität, beruflicher Weg
Auszeiten: Freizeit, Ruhemomente, Urlaube, Abenteuer
Partnerschaft & Kids: Beziehung zum/r Partner/in, Bindungsbeziehung zum Kind
Lebensrahmen: Wohnraum, Natur, Finanzen, Kultur

Die folgenden Fragen zur Reflexion deines MAMA-*Care*-Rades sollen dich dabei unterstützen herauszufinden, welche Bereiche deiner Gesundheit und deines Lebens aktuell im Fokus stehen:

Fragen zum MAMA-Care-Rad

1. Wie zufrieden bist du mit den einzelnen Bereichen (0-100 %)?
2. Welche Bereiche sind dir momentan am wichtigsten?
3. Welche Bereiche benötigen unbedingt deine Aufmerksamkeit?
4. In welchen Bereichen fühlst du dich schon wohl? Was tust du täglich, dass diese Bereiche zu einer Ressource für dich werden?
5. Welchen Bereichen kannst du dich später zuwenden?

Falls es dir schwerfällt, deine Fokusbereiche zu definieren, überlege dir:

1. Was hält dich und deine Familie gesund?
2. Welche Bereiche würden, falls du sie nicht aktiv angehst, dein Leben negativ beeinträchtigen?
3. Was macht dich glücklich und was ist dir im Leben am Ende wirklich wichtig?

Mache dir bitte bewusst, dass die Fokussierung auf einen Lebensbereich zu einer Verschiebung (Veränderung des prozentualen Anteils) des entsprechenden Sektors des Rades führt. Wir können nie alle Sektoren gleichzeitig verändern bzw. im Fokus haben. Es gibt Zeiten, da steht die Partnerschaft im Fokus, später im Leben die Familie, zu anderen Zeiten ist es der Beruf und zu wieder anderen Zeiten sind es vielleicht soziale Beziehungen. Wichtig ist, dass du weißt, dass wir als Mamas zwar alles im Leben haben können, also Erfüllung in allen Bereichen, doch nicht zur selben Zeit. Und falls wir dies doch versuchen, müssen wir uns bewusst sein, dass dies seinen Preis haben wird und wir an der ein oder anderen Stelle Abstriche machen müssen. Denn sonst lauert das, was Experten als „Superwoman-Syndrom" bezeichnen, schon hinter der nächsten Ecke. Also lass uns dein buntes Leben angehen, aber Schritt für Schritt. Zum Schluss gebe ich dir noch ein paar Tipps, wie du deine MAMA *Care* positiv beeinflussen kannst:

Deine MAMA *Care* im Familienalltag

1. Nimm dir täglich Zeit für dich!
    - Erlaube dir, dich um dich selbst zu kümmern, und halte dir dabei das Bild der Sauerstoffmaske vor Augen. Nur wenn du dir zuerst eine Maske aufsetzt, kannst du auch deinem Kind helfen, ohne dass dir die Luft ausgeht.
    - Auch wenn du täglich nur wenige Minuten Zeit hast, ist es besser, jeden Tag ein bisschen Selbstfürsorge einzuplanen, anstatt einmal pro Woche zwei Stunden.
2. Beste Tageszeit
    - Finde heraus, wann für dich günstige Momente für kleine Auszeiten sind.
    - Versuche zu Beginn, diese Zeiten beizubehalten, sodass Routine entsteht.
3. Dein persönlicher Wohlfühl-Ort
    - Finde deinen persönlichen Kraftort, deine Nische, ob dies nun im Haus oder draußen in der Natur ist. Du wirst merken: Je öfter du diesen Ort aufsuchst und dort entspannst, desto leichter fällt es dir.
4. Ruhiger Geist, achtsame Aufmerksamkeit
    - Wundere dich nicht, wenn deine Gedanken während einer Auszeit häufig abschweifen. Nach und nach wird es dir immer länger gelingen, deinen Fokus aufrechtzuerhalten.
5. Ein Falsch gibt es nicht!
    - Unser Geist ist sehr beschäftigt und urteilt schnell. Oft wird er

dir sagen, dass du doch schneller vorankommen oder bessere „Ergebnisse" erreichen musst. Lenke deinen Geist einfach liebevoll zurück zu deinem Fokus und ins Hier und Jetzt.

6. Versuche, Ablenkungen nicht zu vermeiden – besser: Lade sie ein und nutze sie.
   - Jetzt denkst du sicher: Das ist im Familienalltag leichter gesagt als getan. Gerade wenn Familienmitglieder anwesend sind, sei achtsamer und nachsichtiger mit dir.
   - Die zwei wichtigsten Voraussetzungen beim Üben bewusster Entspannung sind: eine fokussierte Aufmerksamkeit und eine offene, empfangende Haltung.
   - Du kannst dich den „Ablenkungen" sogar völlig ergeben und sie zum Fokus deiner Aufmerksamkeit machen, zum Beispiel konzentrierst du dich dann auf die fröhlichen Ausrufe deiner Kinder beim Spielen, oder das Klappern der Töpfe, wenn dein Mann kocht.
7. Sorge gut für dich!
   - Falls du dich hungrig oder durstig fühlst oder dir zu warm oder zu kalt ist, stille erst diese Bedürfnisse, bevor du eine Übung machst.
8. Innere Unruhe, Sorgen und Ängste
   - Wenn Gedanken oder Gefühle der Unruhe, der Sorge oder der Angst aufkommen, versuche, liebevoll wahrzunehmen, wie sich diese im Körper anfühlen, ohne sie zu bewerten.
   - Versuche, dich dann zu fokussieren, um ganz bewusst zu entspannen und nicht eine Stressreaktion zu aktivieren.
9. Störende Gedanken und Kopfkino
   - Wenn deine Gedanken hin zu negativen Bildern oder Überlegungen abschweifen, mache eine kurze Pause, atme tief durch und beginne neu oder versuche, dich auf positive Bilder zu konzentrieren.
   - Sollte dir das nicht gelingen, mach eine Pause oder schreibe deine Gedanken in ein Journal. Dies nennt sich expressives Schreiben und hilft gegen das Grübeln.

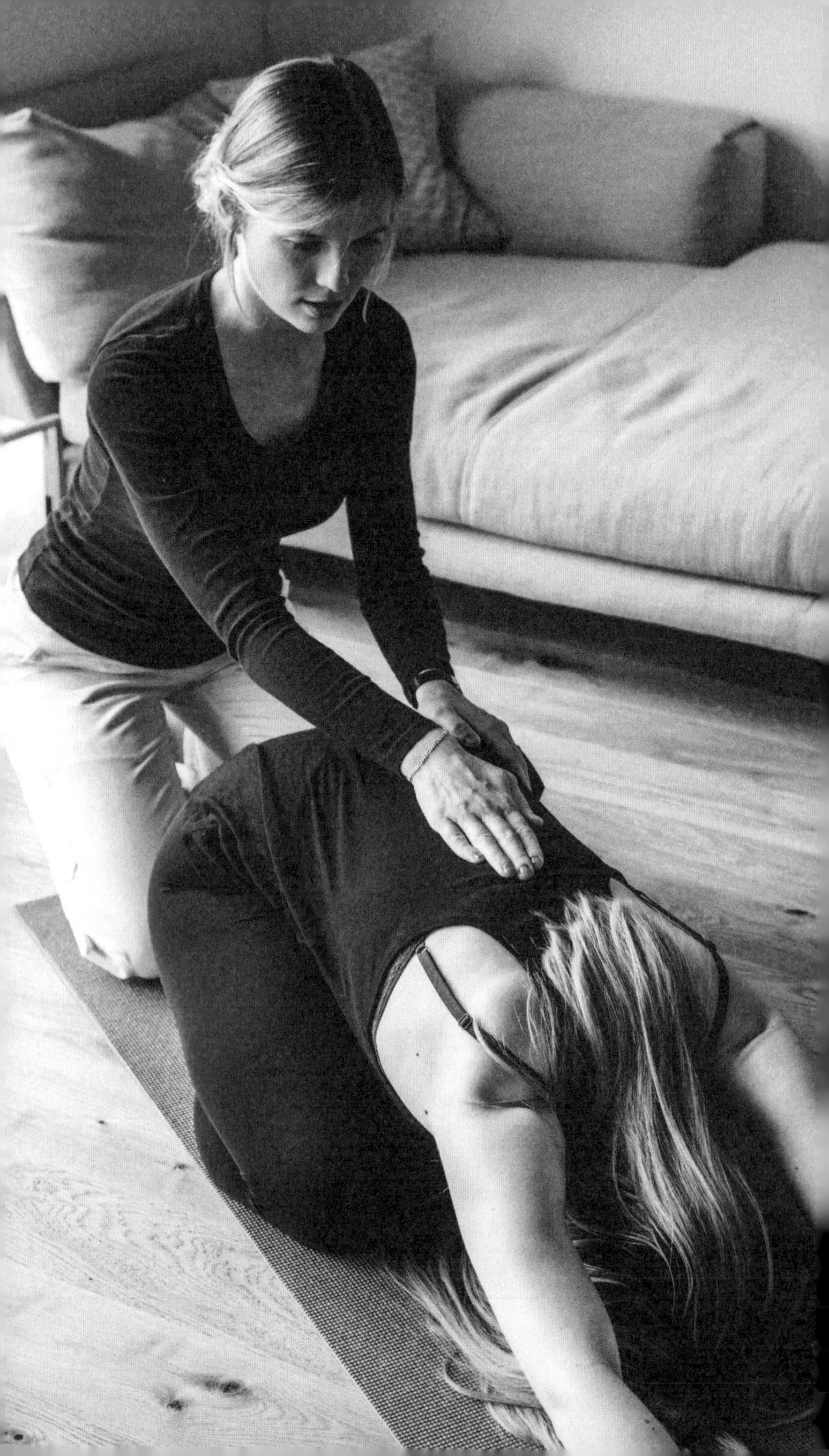

Mind-Body-Medizin für Körper, Seele und Geist

„Die Mind-Body-Medizin will nachhaltige Impulse setzen, die zu einer größtmöglichen Mobilisierung der Selbstheilungskräfte führen." [41]

TOBIAS ESCH

Die Mind-Body-Medizin ist eine Lebensstil- bzw. Selbstregulationsmedizin. Sie ergänzt dabei die moderne, ressourcenorientierte Medizin um die Komponente der Selbsthilfe. Der US-amerikanische Arzt Herbert Benson, Pionier der Mind-Body-Medizin entwarf hierzu das Modell des dreibeinigen Stuhls, dessen drei Beine für Medikamente, operative Prozeduren und Selbsthilfe stehen. Die Mind-Body-Medizin stützt sich auf die Annahme, dass Glaubenssätze, Gedanken, Emotionen, Verhalten und soziale Beziehungen interagieren und einen tiefgreifenden Einfluss auf unseren Körper und somit unsere Gesundheit haben. Die wichtigste Grundannahme ist dabei, dass jeder Mensch die Fähigkeit zur Selbsthilfe durch die Aktivierung der individuellen gesundheitsfördernden Ressourcen besitzt.

Mittlerweile ist die Wirkung der Mind-Body-Medizin durch eine Vielzahl an Studien belegt: Eine längerfristige, wiederholte Anwendung der Empfehlungen aus der Mind-Body-Medizin kann unsere Physiologie (Körperabläufe und Prozesse), unsere Gehirnstruktur, unsere Zellen und unsere Gene nachhaltig positiv verändern. Genau wie MAMA Care vereint die Mind-Body-Medizin eine Vielzahl von wirksamen Ansätzen zu einer individuellen Gesundheitsfürsorge. Die Mind-Body-Medizin arbeitet ganzheitlich und umfasst die Anerkennung einer Geist-Körper-Achse, einer Interaktion zwischen Gehirn, Körper, Bewusstsein und Verhalten. Im Mittelpunkt der Mind-Body-Medizin steht die Stärkung der Fähigkeit, die eigenen Gedanken, Emotionen und das eigene Verhalten zu regulieren. Eine gute Selbstregulation ist Grundvoraussetzung für den Prozess der Coregulation mit deinem Kind. Eine wichtige Rolle spielt in der Mind-Body-Medizin der Fokus auf Aspekte des Lebensstils, denn diesen kannst du aktiv zugunsten deiner Gesundheit beeinflussen. Auch achtsamkeitsbasierte Verfahren gehören zur Mind-Body-Medizin.

Hierzu entwarf Anna Paul, eine Pionierin der Mind-Body-Medizin, den Tempel der Gesundheit als Modell für einen gesunden Lebensstil. Die zentralen Säulen sind: Bewegung, Entspannung, Atmung, Ernährung und Selbstliebe. Für MAMA Care habe ich viele Ansätze der Mind-Body-Medizin für Mamas angepasst.

Der Tempel der Gesundheit nach Anna Paul [42]

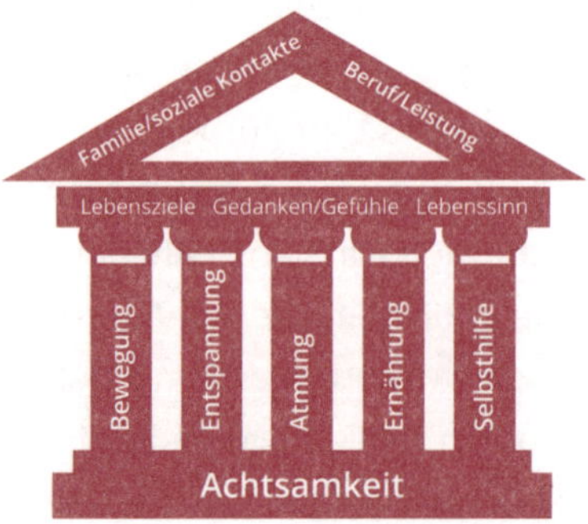

Was bei Stress in unserem Körper passiert

„(Wir) können […] durch Meditation, emotionelle erste Hilfe und Training Vieles verändern. […] So können wir vermeiden, dass wir unseren Stress 1:1 auf das Baby übertragen und auch sein Stresssystem mit beruhigen.“[43]

NICOLA SCHMIDT

Stress ist die Antwort unseres Körpers auf eine Herausforderung oder Bedrohung, die wir glauben, nicht oder nur mit erheblichem Aufwand bewältigen zu können. Das Gehirn kann dabei nicht zwischen realem Stress und Stress, der in unserem Kopf entsteht, unterscheiden. Das bedeutet zum einen, dass es die „typische“ Stresssituation nicht gibt, denn das, was wir als stressig wahrnehmen, ist sehr individuell. Daher können auch schon „Kleinigkeiten“ eine Stressreaktion in unserem Körper auslösen. So kann Stress auch „selbstgemacht“ sein, indem wir zum Beispiel ständig grübeln oder uns sorgen. Wenn wir dann nichts tun bzw. unsere Aufmerksamkeit nicht bewusst auf etwas lenken, läuft trotzdem ein ganzes Netzwerk im Gehirn ständig auf Höchstleistung, nämlich das sogenannte Ruhezustandsnetzwerk („Default Mode Network“). Ich nenne es unseren gedanklichen Autopiloten, der dem Gehirn wertvolle Energie raubt.

Die Stressantwort im Körper wird durch unseren Sympathikus, das ist eines unserer zwei autonomen Nervensysteme, im Körper ausgelöst. Durch Stresshormone, wie Cortisol, Adrenalin oder Noradrenalin werden körperliche Prozesse angestoßen, die uns zum Kampf oder zur Flucht befähigen. Leider funktioniert dieser Überlebensmodus genau wie vor vielen tausend Jahren, das bedeutet, dass immer dieselbe körperliche

Reaktion erfolgt, egal ob der Auslöser eine Banalität war oder wir wirklich in Gefahr waren. Hierzu gehören ein Anstieg der Herzfrequenz, des Blutdrucks und der Atemfrequenz, eine vermehrte Durchblutung der Muskulatur, Schwitzen, ein trockener Mund und Gereiztheit. Ein mittleres, kurzweiliges Stressniveau, wie wir es etwa bei Prüfungen erleben, macht uns leistungsfähiger und fördert unsere Aufmerksamkeit.

Für ein grundlegendes Verständnis, wie Stress auf uns wirkt, müssen wir uns mit der Interaktion zwischen Körper und Geist befassen, denn Stress entsteht im Gehirn. Das Gehirn hat zwei neuronal abbildbare Systeme, die unsere Wahrnehmung der aktuellen Situation beeinflussen. Das erste System nenne ich liebevoll unsere Dirigentin, sie ist im entspannten Zustand besonders aktiv und entspricht dem Präfrontalen Cortex unseres Gehirns. Wie eine Dirigentin koordiniert diese Region von oben das Orchester von positiven Emotionen, Gedanken und unser Verhalten. Leider ist unsere Dirigentin sehr sensibel und kann nicht gut arbeiten, wenn sie gestresst ist. Schnell bricht das Chaos im Orchester aus und die Musiker spielen nicht mehr harmonisch zusammen, sondern vor Schreck reflexartig irgendwelche wilden Töne. Das zweite System nenne ich das Krokodil, welches unter Stress besonders aktiv ist. Das Krokodil entspricht unserer Amygdala, einem Teil unseres emotionalen Netzwerks bzw. unserem Angstzentrum und dem Hippocampus, unserem Gedächtniszentrum, und weiteren Hirnregionen. Das Krokodil aktiviert zudem seine Kumpanen, den Tiger und den Leoparden, welche für den Hirnstamm und unsere Hypothalamus-Hypophysenachse stehen und nun über die Freisetzung von Stresshormonen die bereits zuvor erwähnte Stressreaktion im Körper auslösen. Durch effektive Stressbewältigungsstrategien können wir unsere Dirigentin stärken. Das bedeutet, dass wir ihr beibringen, sich nicht so leicht aus der Ruhe bringen zu lassen und das Krokodil und seine Kumpanen schneller wieder in sein Gehege zu bringen. Dies kann jedoch dauern, da deren Reaktionen als automatisierte Programme tief in unserem Gehirn verankert sind. Lassen wir dem Krokodil jedoch immer freien Lauf, so kostet das sehr viel Energie und schadet unserem Gehirn langfristig.

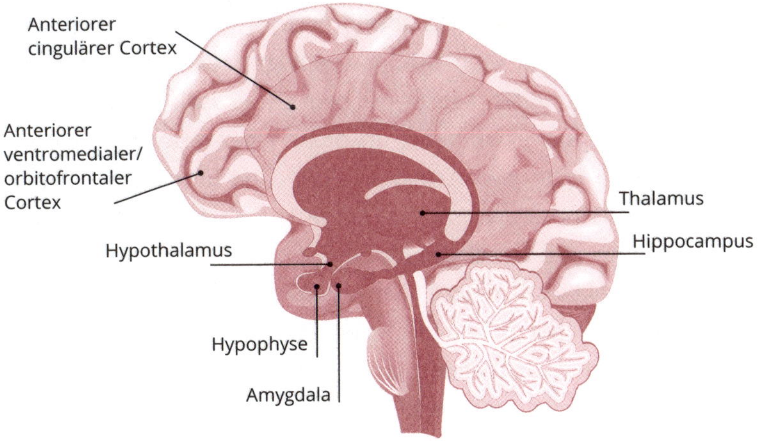

Wenn der Stress zum Dauerzustand wird

Ich habe bereits das sogenannte „Superwoman-Syndrom“ erwähnt, es steht für die überhöhte Erwartung vieler Frauen an sich selbst, alles auf einmal leisten zu müssen, und führt langfristig zu chronischem Stress, im schlimmsten Fall auch zu Burn-out und zu Depression. Gerade unter Mamas ist dieses Syndrom heutzutage sehr verbreitet. Die unterschiedlichsten Lebensumstände können uns jedoch auch ohne eigene ungesunde Erwartungen in eine Art Dauerstress versetzen. Der Körper befindet sich ständig im Alarmzustand, was eine enorme Belastung darstellt, die sich negativ auf unsere Organe und Zellen auswirkt. Unsere Verdauung und unser Immunsystem arbeiten schlechter, chronische Erkrankungen und Entzündungen im Körper werden begünstigt. Auch unsere Hormone geraten aus dem Gleichgewicht, da die Produktion der Stresshormone nur auf Kosten unserer Geschlechtshormone hochgefahren werden kann, was mit Beschwerden wie Schlafproblemen und Hitzewallungen einhergehen kann. Unsere Schilddrüse versucht gegenzusteuern und drosselt den Stoffwechsel, wir fühlen uns erschöpft, ausgelaugt und überfordert. [44]

Deine Umwelt kannst du nur bedingt beeinflussen, was du aber aktiv gestalten kannst, ist dein Lebensstil. Die Mind-Body-Medizin appelliert dabei an deine Eigenverantwortlichkeit und dein Körperbewusstsein: Das bedeutet für dich als Mama, dass du deine „innere Ärztin" entdecken darfst, um frühzeitig Stressoren und Stresssymptome wahrnehmen und deine Gesundheit aktiv stärken zu können. Die Neurowissenschaftlerin Lisa Mosconi hat dies so formuliert: „Unser Körper verfügt über erstaunliche Selbstheilungskräfte, solange wir seine Verteidigungsmechanismen nicht ständig dadurch schwächen, dass wir neuen Angreifern von außen Tür und Tor öffnen. Hier kommen unsere Umwelt und unsere Lebensweise ins Spiel. Eine vergiftete Umwelt und ein ungesunder Lebensstil stellen ständige Gefahrenquellen für den Körper dar." [45]

Stressbewusstsein und deine Bedürfnisse

Der Alltag von uns Mamas ist an vielen Stellen unvorhersehbar und auch unbeeinflussbar. Was wir jedoch beeinflussen können, ist zum einen unsere Wahrnehmung der Dinge, die wir als „stressig" bewerten, und zum anderen unser Umgang mit diesen „Stressoren". Was viele Mamas nicht wissen, ist, dass unerfüllte Grundbedürfnisse, wie ausreichend Nahrung, Schlaf, Bewegung, Sexualität, soziale Verbundenheit, sichere Zukunftsaussichten unseren Körper ebenfalls enorm stressen können. Spüre einmal in dich hinein und frage dich: Welche meiner Grundbedürfnisse werden derzeit häufig nicht erfüllt? Meist begleitet uns der Stress in unserem Mama-Alltag eher unbewusst, sodass wir oft viel zu spät merken, dass unser Körper bereits den Stressmodus aktiviert hat. Deswegen ist ein gutes Stressbewusstsein sehr wichtig für jede Mama, das bedeutet zu versuchen, präsent zu sein und achtsam auf deinen Körper zu hören. Indem du deine Stress-Warnsignale kennst, kannst du frühzeitig auf die Stressreaktion deines Körpers Einfluss nehmen. Die folgende Abbildung zeigt dir die fünf Ebenen des Stresserlebens, die bei jeder Mama sehr individuell beteiligt sind, wobei du eine Belastung sowohl auf einer als auch auf mehreren Ebenen gleichzeitig spüren und erkennen kannst.

Gedankenebene
z.B. fehlender Humor, fehlende Kreativität, Schwierigkeiten mit der Problemlösung, kein effizientes Denken, Gedankenkreisen, Grübeln, negative Gedanken, Vergesslichkeit

Gefühlsebene
z.B. Angst, Sorge, innere Unruhe, Depression, Energielosigkeit, Reizbarkeit, Leere, Insuffizienzgefühle, Überforderung, Nervosität, Einsamkeit

Körperliche Ebene
z.B. Schmerz (Kopf, Rücken, Nacken, Bauch), Schlafprobleme, Verdauungsprobleme, Schwitzen, Müdigkeit, Herzklopfen, Tinnitus

Verhaltensebene
z.B. keine Motivation, etwas zu unternehmen/sich zu bewegen, Substanzmissbrauch, Zähneknirschen, Veränderung des Essverhaltens, Weinen, Prokrastination (Aufschieben), Schlafstörungen

Beziehungsebene
z.B. andere beschuldigen, andere verbal angreifen, unfair sein, nachtragend sein, misstrauisch sein, eifersüchtig sein, lästern, fehlende Libido und Intimität mit dem Partner

Stresserleben im Mama-Alltag

Welche der folgenden Situationen im Mama-Alltag stufst du als potenziell stressreich für dich ein?

- Dein Baby lässt sich auch nach 15 Minuten nicht beruhigen.
- Dein Baby lässt sich grundsätzlich nicht ablegen und fordert viel Körperkontakt.
- Dein Baby ist unzufrieden und das zweite Geschwisterchen macht Unsinn, es malt zum Beispiel gerade mit deinen Markern in deinen Unterlagen herum.
- Die Nacht war anstrengend und du musst das ältere Geschwisterchen für den Kindergarten fertig machen und zugleich dich und dein Baby anziehen. Der/Die Partner/in kann dir dabei nicht helfen oder ist nicht da.
- Das ältere Geschwisterchen ist eifersüchtig und protestiert heftig, wenn es nicht gleichzeitig mit dem Baby auf den Arm genommen werden kann oder das Baby seine Spielsachen erkundet.

Schließe gern kurz deine Augen und versuche, dich in die Situanion(en) hineinzuversetzen: Welche Gedanken und Gefühle würden bei dir aufkommen? Auf welchen Ebenen nimmst du Stress besonders wahr?

Es wird immer Situationen geben, in denen wir erst mal nicht verhindern können, dass die Stressantwort in unserem Körper aktiviert wird, sei es, weil sie völlig unerwartet eintreten oder weil wir durch unsere Persönlichkeit und unsere Erfahrungen durch bestimmte Umstände besonders getriggert werden. In diesem Buch schauen wir uns deshalb viele verschiedene Möglichkeiten zur Stressbewältigung an. Dabei wird sich viel um dein Mindset und deine innere Welt drehen. Wir schauen uns zum Beispiel an, wie eine gesunde Lebensführung gelingen kann, welche Wege es zur gedanklichen Neubewertung einer Situation gibt oder wie soziale Verbundenheit und Unterstützung dein Stresslevel senken.

Die Entspannungsantwort

Die nächste gute Nachricht ist, dass du selbst beeinflussen kannst, wie stark und wie lange dein Stresslevel im Alltag überhaupt ansteigt. Indem du lernst, dich bewusst zu entspannen, kannst du die Stressantwort regulieren und die langfristigen negativen Auswirkungen auf den Körper reduzieren. Wann hast du dich im Alltag zuletzt wirklich entspannt? Häufig gelingt es uns nämlich nicht, innerhalb kürzester Zeit vom Funktionsmodus in den Ruhemodus umzuschalten. Haben wir einmal ein paar Minuten für uns, surfen wir durchs Netz oder lenken uns auf andere Art und Weise ab. Selbst wenn es uns gelingt, uns einmal in Ruhe hinzusetzen oder auf die Couch zu legen, so ist unser gedanklicher Autopilot dennoch stets aktiv. Das ist unsichtbarer Stress. Selten nehmen wir tatsächlich eine Körperposition ein, in der alle Muskeln vollkommen entspannen können. Ich möchte dir zeigen, wie du lernen kannst, dich richtig zu entspannen, und zwar auf körperlicher und geistiger Ebene. Im Körper wird die Entspannungsantwort, genau wie auch die Stressantwort, durch unser autonomes Nervensystem ausgelöst, und zwar durch den Parasympathikus, der auch „Ruhenerv“ genannt wird und Gegenspieler des Sympathikus ist. Die körperlichen Veränderungen, die mit seiner Aktivierung einhergehen, folgen im Gegensatz zum „Fight-, Flight- or Freeze-Prinzip“ des Sympathikus (Kampf, Flucht oder Erstarren) dem „Rest- or Digest“ (Ausruhen oder Verdauen)-Prinzip: Senkung der Herzfrequenz, des Blutdrucks, der Atemfrequenz und Entspannung der Muskulatur. Unsere Verdauung und unser Immunsystem funktionieren gut und wir schlafen besser. Du siehst, bewusste Entspannung hat wenig mit Chips auf der Couch essen oder auf dem Handy scrollen zu tun, sondern ist vielmehr ein körperlicher Zustand, den du bewusst auslösen kannst. Wie einen Muskel kannst du diese Fähigkeit trainieren, es braucht also Übung und Geduld. Je häufiger und länger du dich entspannst, desto schneller und einfacher wird es dir gelingen.

Um wieder wahrzunehmen, wie sich richtige Entspannung anfühlt, kannst du dein Bewusstsein für die feinen Signale deines Körpers schulen. Dazu habe ich dir folgende Tabelle mitgebracht, die eine Entspannungsantwort deines Körpers genau unter die Lupe nimmt. Vergleichbar mit den fünf Ebenen des Stresserlebens kannst du auch eine Entspannungsantwort auf fünf Ebenen wahrnehmen. Schließe einen Moment die Augen und atme zehnmal tief ein und wieder aus, dann frage dich mithilfe der Tabelle: Wie fühlt sich Entspannung für dich an? Viel Spaß beim Fühlen!

I´m relaxed! – Wie sich richtige Entspannung anfühlt

körperliche Zeichen der Entspannung
Beispiele: Wärme, verlangsamte Atmung, angenehmes Kribbeln, Darmgluckern

Gedanken in der Entspannung
Beispiele: Ich bin zufrieden und ruhe in mir. Ich kann das meistern. Alles ist gut so, wie es ist. Ich fühle mich trotz der Herausforderungen ausgeglichen.

Emotionen in der Entspannung
Beispiele: friedlich, zufrieden, erfüllt, glücklich, ausgeglichen, zuversichtlich

Verhalten durch die Entspannung
Beispiele: anderen ein Lächeln schenken, Liebe und Zuneigung schenken, summen, anderen zuhören, mitfühlend sein

Beziehungen durch die Entspannung
Beispiele: sich mit jemandem verbunden fühlen, sich für andere interessieren, mit anderen Kontakt aufnehmen, mit anderen etwas unternehmen

Es gibt eine Vielzahl von Entspannungsverfahren wie Meditation, Visualisierung, Yoga, Atemübungen, Progressive Muskelrelaxation oder Autogenes Training, aus denen du eine für dich passende Technik auswählen kannst. In diesem Buch werde ich dir ein paar Übungen vorstellen. Egal, welches Verfahren dir hilft, dich zu entspannen, wichtig ist, dass du kurze Momente der Entspannung immer wieder in deinen Alltag einbaust, so dass sie zur täglichen Routine werden. In der Mind-Body-Medizin enthalten alle Entspannungstechniken vier Grundprinzipien: die bewusste Lenkung der Aufmerksamkeit auf einen Fokus oder ein bestimmtes Objekt (zum Beispiel Ton, Bild, Gebet, Mantra, Affirmation, Satz), die Wiederholung dieses Vorgangs und das bewusste Ziehenlassen der aufkommenden Gedanken. Dabei wird eine empfangende, offene Haltung vorausgesetzt. Spannend ist, dass es keineswegs schlimm ist, wenn man mal abschweift, im Gegenteil: Das Abschweifen des Geistes ist sogar einer der vier Schritte, die das Gehirn immer und immer wieder durchlaufen muss, um die Fähigkeit zur Stressregulation durch Entspannung zu erwerben:

1. Die Aufmerksamkeit wird auf einen Fokus gerichtet.
2. Der Geist bzw. die Gedanken schweifen ab.
3. Du nimmst wahr, dass die Gedanken abschweifen.
4. Es folgt die Rückkehr der Aufmerksamkeit zu dem Objekt/Fokus.

Um genau diesen Prozess zu üben, erfährst du am Ende dieses Kapitels mehr über die Bedeutung der Meditation für deine MAMA *Care*.

Resilienz und Homöostase

Resilienz beschreibt deine psychische Widerstandsfähigkeit gegenüber Stress. Der Begriff entstammt dem lateinischen „resilire“, das übersetzt „zurückspringen“ oder „abprallen“ bedeutet. Man kann Resilienz auch als das Immunsystem der Seele bezeichnen, welches bestimmt, wie gut du zum Beispiel nach Rückschlägen und Krisen oder bei Schlaf- oder Zeitmangel dein inneres Gleichgewicht wiederfindest. Ziel der Mind-Body-Medizin ist es, dass du erstens lernst, durch eine Verbesserung deines Stressbewusstseins deinen individuellen Stress früher wahrzunehmen, zweitens durch unterschiedlichste Stressbewältigungsmechanismen dein Stresslevel senkst und drittens durch das bewusste Auslösen der Entspannungsantwort deine Resilienz stärkst. Du wirst sehen, liebe Mama, diese Arbeit lohnt sich, denn durch die Erfahrung von Selbstwirksamkeit und die Fähigkeit zur Selbstregulation reift deine Persönlichkeit, durch inneres Wachstum lernst du die Herausforderungen des Lebens zu schätzen und entwickelst typische resiliente Charakterzüge, wie Verantwortungsbewusstsein, proaktives, lösungsorientiertes Handeln und Einstellungen, wie Optimismus, Akzeptanz, Dankbarkeit und Empathie. Je öfter es deinem mentalen Immunsystem gelingt, wieder in die Balance zu finden, desto leichter fällt es dir, mithilfe deiner individuellen Ressourcen in stressigen Zeiten in deiner Mitte zu bleiben (kumulative Wirkung) und desto weniger schadet Stress deinem Körper und deinem Geist. Dann fällt dir auch die Coregulation deines Kindes leichter und du kannst es darin unterstützen, in schwierigen Phasen ebenfalls sein inneres Gleichgewicht wiederzufinden. Die Ressourcen, die unsere Resilienz stärken, nennt man Resilienzfaktoren. Die folgende Abbildung gibt dir eine Übersicht über die drei Schlüsselelemente zur Stärkung deiner Resilienz, an denen wir mit MAMA *Care* ansetzen.

Wie wirst du resilient?

Die 3 Schlüsselelemente der Resilienzstärkung

Strategien zur Stressbewältigung

- Neubewertung einer Stresssituation
- Positive Perspektiveneinnahme
- Soziale Verbundenheit
- Gesunder Lebensstil

Stressbewusstsein

- emotional
- gedanklich
- körperlich
- verhaltensbezogen
- in Beziehungen

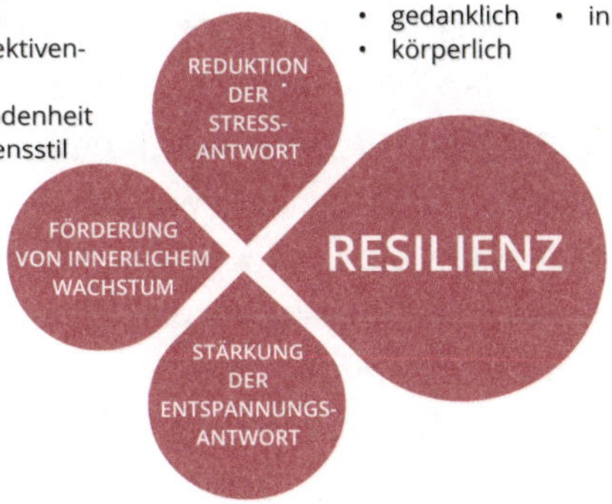
REDUKTION DER STRESS-ANTWORT
FÖRDERUNG VON INNERLICHEM WACHSTUM
RESILIENZ
STÄRKUNG DER ENTSPANNUNGS-ANTWORT

Entspannungstechniken

- Fokussierte Aufmerksamkeit
- Atembeobachtung
- Body Scan
- Achtsames Körperbewusstsein
- Yoga
- Visualisierung
- Kontemplation
- Selbstmitgefühl
- Liebevolle Güte
- Gesundes Selbst

Auf körperlicher Ebene bezeichnen wir dein inneres Gleichgewicht als Homöostase. Da wir als Mama täglich unterschiedlichsten Reizen und Belastungen ausgesetzt sind, ist es völlig normal, dass wir uns nicht immer so fühlen, als könnten wir Berge besteigen. Das Stillen und die Bedürftigkeit unseres Kindes bewirken zum Beispiel Schwankungen in unserem Körper, die dieser automatisch versucht auszugleichen. Für unsere MAMA *Care* ist es wichtig, die Signale unseres Körpers genau zu spüren, um zu erkennen, wann dieser aus dem Gleichgewicht gerät. Denn wenn dein Körper länger unter Stress steht, sozusagen dauerhaft „Überstunden" macht, entwickelt er ungünstige Anpassungsmechanismen (zum Beispiel Bluthochdruck, zu viele Stresshormone im Blut).

Wo willst du hin? – SMARTE Ziele einer Mama

Im nächsten Schritt lernst du nun, wie du für dich gesunde und erreichbare Ziele definierst. Diese sind die Voraussetzung für eine Veränderung. Gerade kleine Zwischenziele auf dem Weg zu einem großen Ziel oder auch „Babysteps" können uns helfen, große Aufgaben in unserem Tempo zu bewältigen. Meine Erfahrung ist, dass vage Ziele wie „Ich möchte mich wieder gesund fühlen" uns nicht viel weiterhelfen. Es fehlt eine genaue Definition, zum Beispiel was wir unter „gesund" verstehen, es fehlen uns die konkreten Schritte hin zu mehr Gesundheit und es fehlt ein zeitlicher Rahmen und ein Weg zu überprüfen, ob wir unser Ziel erreicht haben, sodass wir resignieren. Gerade wir als Mamas müssen achtsam beim Setzen von Zielen sein, denn unrealistische Ziele überfordern uns und setzen uns unter Druck. Es bedarf Ruhe und Ehrlichkeit zu sich selbst, um zu entscheiden: Was brauche ich/möchte ich? Was ist wirklich wichtig? Was ist möglich? Und genau dabei hilft dir das SMART-Prinzip.

SMARTE Ziele sind:

S – Spezifisch
Was, wie und warum genau möchtest du etwas erreichen?

M – Messbar
Wie kannst du überprüfen, dass du dich dem Ziel näherst?

A – Akzeptabel, attraktiv, aktivierend (engl. attainable: erreichbar)
Ist dein Ziel realistisch und kannst du es wirklich mit deinen Ressourcen erreichen?

R – Relevant
Ist das Ziel gerade wichtig? Hat das Ziel eine Bedeutung für dich?

T – Terminiert (zeitlich)
Bis wann möchtest du das Ziel oder ein Zwischenziel erreicht haben?

Wichtig ist dabei, dass du dich nicht als Versagerin fühlst, wenn du deinen zeitlichen Rahmen nicht einhalten kannst. Es geht bei der zeitlichen Terminierung vielmehr darum, kleine Zwischenziele zu definieren, die dich *entspannt* Schritt für Schritt zum großen Ziel bringen.

Damit es anschaulich wird, kommen wir noch mal zurück zu dem Ziel: „Ich möchte mich wieder gesund fühlen." Da Gesundheit auf sehr vielen Ebenen stattfinden kann, suchen wir uns auf dem MAMA-*Care*-Rad einen Lebensbereich aus, zum Beispiel den Bereich Bewegung. Nun formulieren wir dieses Ziel als ein SMARTES Ziel:

S – Spezifisch: Ich möchte mich mehr bewegen und mindestens zweimal pro Woche spazieren gehen.

M – Messbar: Ich führe ein kleines Tagebuch und trage mir am Sonntagabend ein, wann ich in der kommenden Woche meine zwei Spaziergänge plane. Wenn ich einen Termin nicht einhalten kann, versuche ich, diesen in derselben Woche nachzuholen. Ich male einen Smiley in mein Tagebuch, wenn ich den Spaziergang gemacht habe, und ein Kreuz, wenn es nicht geklappt hat.

A – Akzeptabel: Ich liebe die frische Luft und Bewegung tut mir gut. Wenn mein Kind im Kinderwagen Mittagsschlaf macht, habe ich die Zeit und Ruhe, meinen Spaziergang zu machen.

R – Relevant: Mir ist es wichtig, dass ich mich wieder so fit fühle wie früher. Ohne ausreichend Bewegung fühle ich mich nicht ausgeglichen und schlafe abends schlechter ein.

T – terminiert (zeitlich): Nach einem Monat möchte ich mindestens sechs von acht Malen spazieren gegangen sein.

Nun bist du an der Reihe! Suche dir auf dem MAMA-*Care*-Rad (S. 62) einen Bereich aus, für den du ein SMARTES Ziel definieren möchtest. Du kannst mit ganz kleinen Dingen beginnen:

eine Mahlzeit am Tag in Ruhe essen oder jeden Morgen eine Dankbarkeitspraxis von fünf Minuten integrieren.

Mindful Minutes: MiMis als kleine Auszeiten

Ein wichtiges Element deiner MAMA *Care* sind die „Mindful Minutes"-Übungen (engl. achtsame Minuten). Diese MiMis sind sehr kurze Entspannungs- bzw. Stressregulationsübungen, die wie kleine Oasen der Ruhe wirken können. Sie dauern nur wenige Sekunden bis Minuten und können daher immer und überall im Mama-Alltag integriert werden. MiMis tragen bei regelmäßiger Anwendung effektiv dazu bei, dein Stresslevel immer wieder zu senken und somit dauerhaft niedrig zu halten. Immer dann, wenn du zwischendurch einmal „runterfahren" möchtest, sind MiMis genau das Richtige.

Wann setze ich MiMis ein?

- Typische Situationen im Mama-Alltag: wenn dein Baby viel weint, nachts, wenn dich dein Kind weckt, wenn dein Kleinkind Wutanfälle hat, wenn du in Hektik/Eile bist, vor einem Treffen/ einem Termin etc.
- Wenn eine Herausforderung naht: du hast Streit mit deinem/er Partner/in und ihr möchtet ein klärendes Gespräch führen, dein Kind ist krank und du hast wenig/keine Unterstützung, du musst mit Kind eine Aufgabe bewältigen etc.
- Zur Regulation deines Stresslevels: nach einer unerwarteten stressigen Situation, einer Auseinandersetzung, wenn etwas kaputt gegangen ist, wenn Chaos in der Familie herrscht, wenn du zu spät kommst etc.
- Wenn du dir etwas Gutes tun möchtest: einfach zwischendurch, beim Spazierengehen, beim Kochen, auf dem Spielplatz, wenn dein Kind schläft ...

Wie kann ich eine MiMi am besten durchführen?

- mit offenen oder geschlossenen Augen
- Tipps zum Einstieg:
  - Wähle eine einfache Entspannungstechnik (einfache Atembeobachtung, tiefe Bauchatmung o.Ä.) und übe diese in Ruhe und wiederholt, bis du spürst, dass sich dein Körper bewusst entspannt.
  - Nimm dir Zeit, dein Körper braucht am Anfang länger, sich zu entspannen. Je öfter du übst, desto leichter wird es dir fallen.
  - Versuche, die Übung dann Schritt für Schritt zu verkürzen.
  - Das Ziel: Dein Körper lernt, sich schon nach wenigen Sekunden bis Minuten zu entspannen.
  - Mache dir ggf. kleine Erinnerungshilfen für deine MiMi(s): ein Post-it, eine Erinnerung im Handy, ein Sticker, eine Notiz etc.

MiMi zum Einstieg

- Nimm drei tiefe Atemzüge und versuche, bewusst
- langsam auszuatmen.
- Schließe die Augen und spüre deinen Atem, ohne ihn zu bewerten.
- Versuche, tief in den Bauch zu atmen, lege eventuell eine Hand auf den Bauch.
- Atme tief ein und sage dir „Ich bin …“, atme ganz langsam aus und sage dir „ … gelassen bei mir“ (oder wähle andere dich beruhigende Worte).
- Strecke dich genüsslich und gähne einmal, rolle dann die Schultern nach hinten.

MiMi für geübte Mamas

Durch einen zusätzlichen Fokus wird deine Aufmerksamkeit noch stärker gebündelt und dein Geist kann noch besser zur Ruhe kommen.

- Nutze die tiefe Bauchatmung und zähle rückwärts von 10-9-8-7-6-5-4-3-2-1.
- Nutze die tiefe Bauchatmung und mit ...
  - ... jeder Einatmung zähle 1-2-3-4 und mit
  - ... jeder Ausatmung zähle 4-3-2-1.
- Nutze die tiefe Bauchatmung und ...
  - ... massiere dir dabei immer eine Hand im Wechsel.
  - ... mache ein paar Yogaübungen im Sitzen (siehe Kapitel zur Bewegung).
  - ... laufe umher, atme für 4 Schritte ein und für 4 Schritte aus.
  - ... koordiniere den Atem mit einer anderen Aktivität (Joggen, Bügeln, Staubwischen, Kochen, Abspülen, Gymnastik, Yoga, Fahrrad fahren etc.).
- Nutze die tiefe Bauchatmung und ...
  - ... nutze die Visualisierung: Stell dir vor, dass du an deinem sicheren, schönen Wohlfühlort bist, in der Natur, im Urlaub.
  - ... sei dabei so genau wie möglich: Was sieht du? Was riechst du, hörst du, fühlst du?
- Nutze die tiefe Bauchatmung und ...
  - ... sei achtsam: Nimm deine Umgebung und ihre Geräusche wahr, ohne sie zu bewerten.
  - ... sei dabei neugierig und offen wie ein Kind.
  - ... spüre bewusst deine Körperempfindungen und deinen Atem.

Mama-Meditationen: eine kleine Einführung

Manche Menschen haben eine falsche Vorstellung davon, was Meditation eigentlich ist. Weder ist es das Ziel, während einer Meditation unseren Geist zu leeren, noch soll das Bewusstsein oder unsere Aufmerksamkeit reduziert werden. Vielmehr geht es um eine Schulung unserer Aufmerksamkeit und die bewusste Auslösung der Entspannungsantwort. Liegt dir die Meditation nicht, kannst du natürlich auch eine andere Entspannungstechnik wählen, wie Yoga, Progressive Muskelrelaxation, Autogenes Training usw. Aber vergiss nicht: Es braucht Geduld, Zeit und regelmäßiges Üben, wie das Erlernen einer Sprache oder eines Musikinstruments, um den Körper in einen Zustand der bewussten Entspannung versetzen zu können.

Tägliche Dankbarkeitspraxis

Frage dich jeden Tag, wofür du dankbar bist und was du an deinem Leben wertschätzt und würdigst. Ein Journal, in welchem du dir Notizen machst, kann dir dabei helfen, diese Dankbarkeitsroutine auch haptisch wahrzunehmen. Schreibe dir zum Beispiel jeden Tag drei Dinge auf – das dürfen auch sehr kleine Dinge sein –, die dein Leben schöner machen: deine Tasse Tee am Morgen oder das Zwitschern der Vögel vor deinem Fenster. Wichtig ist dabei, dass du dir täglich drei neue Dinge überlegst. So weitet sich nach und nach dein Blick für all die Reichtümer und Geschenke in deinem Leben und du besinnst dich in schwierigen Zeiten darauf, dass es immer auch gute Dinge im Leben gibt. Du wirst bald merken, dass die Dankbarkeit als tägliches Ritual deinen Alltag verändert.

Deine Toolbox

- Erklärvideo: MiMis für Mamas
- Einstiegsmeditationen für deine MAMA *Care*

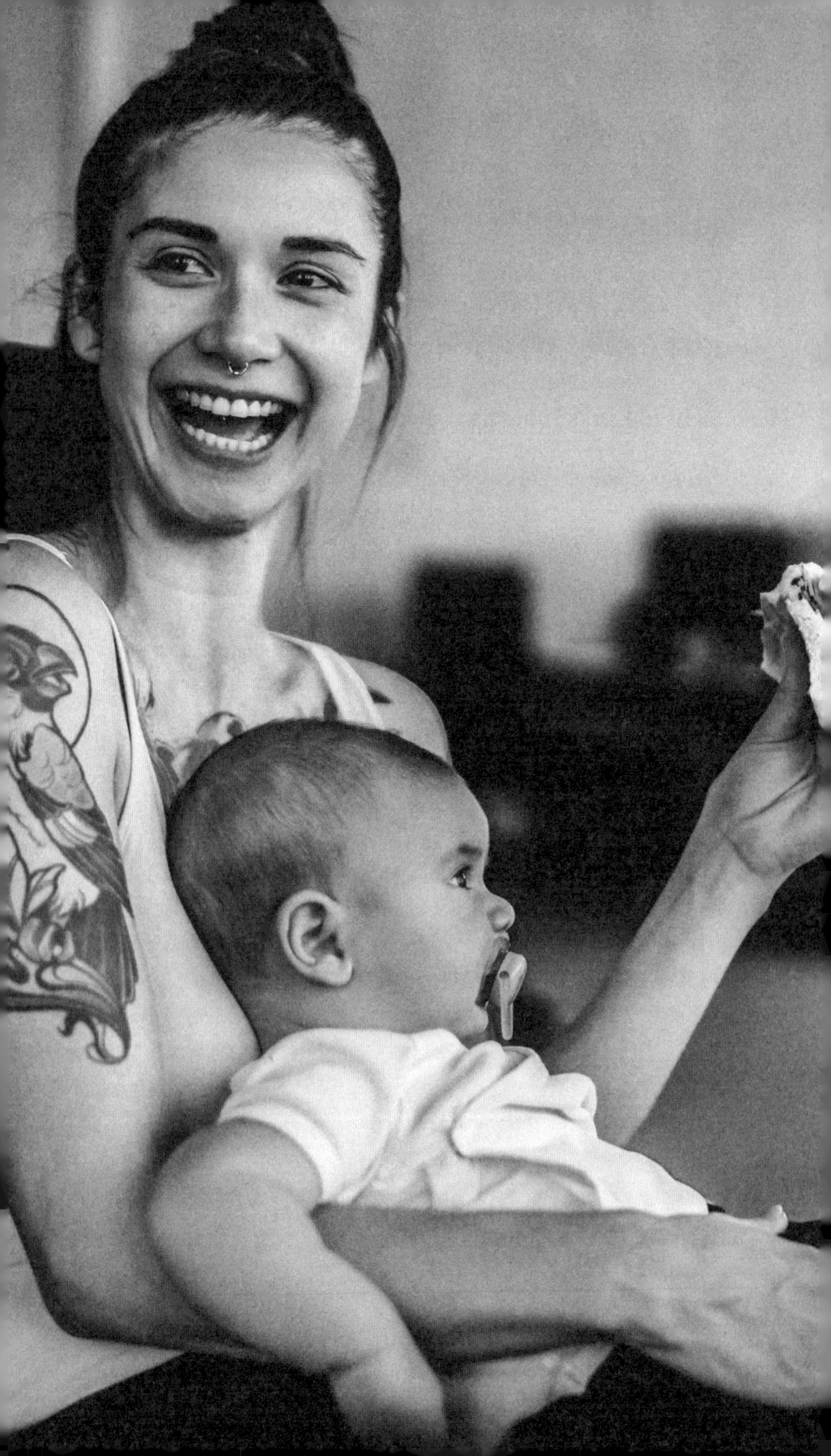

Du bist, was du isst!

MAMA *Care* & DEINE ERNÄHRUNG

Lara, Mama des 15 Monate alten Max
und des 3 Jahre alten Charly:

Wenn Lara morgens die Kinder fertig macht, findet sie eigentlich selbst nie Zeit zum Frühstücken. Mittags bei der Arbeit reicht es ihr nur für einen kleinen Snack, denn sie muss Max und Charly schon um halb zwei wieder abholen. Gut, dass ihr Mann abends nicht allzu spät heimkommt, so können sie früh gemeinsam zu Abend essen. Sobald die Kinder im Bett liegen, überkommt Lara dann nochmal der große Heißhunger auf Schokolade oder Chips.

Eigentlich hat Lara den ganzen Tag keine Zeit für eine ruhige Mahlzeit, der aufkommende Hunger wird mit süßen Kleinigkeiten, salzigen Snacks oder einem hastig zubereiteten Mittagessen gestillt, manchmal ist es auch ein Fertiggericht oder Fast Food vom Restaurant um die Ecke. Gelegentlich reicht ihr die Zeit für Nudeln mit Tomatensauce oder ein Rührei, beides geht schnell, zählt aber auch nicht zu ihren Lieblingsgerichten.

Nicht allen Mamas geht es so wie Lara – aber doch einigen. Obwohl wir wissen, dass gesunde Ernährung nicht nur für uns, sondern auch für unsere Kinder so wichtig ist, geht es im Familienalltag in punkto Essen manchmal recht chaotisch zu. Natürlich wünschen wir uns, immer gesund und vielseitig zu kochen, unsere Mahlzeiten achtsam einzunehmen und unseren Körper und Geist vollwertig zu ernähren. Die Frage ist nur: Wie und wann soll das im Mama-Alltag klappen?

Süß, salzig, schnell: Wie wir den Stress wegessen

Zunächst einmal möchte ich den Druck und die Schuldgefühle rausnehmen, liebe Mama, denn du bist nicht allein. Ungefähr 40 Prozent der Menschen essen unter Stress mehr, genauso viele verzichten in Stressphasen eher auf ihre Mahlzeiten. Insgesamt verändern etwa 80 Prozent der Menschen ihr Essverhalten unter Stress. [46] Obwohl unser Gehirn nur 2 Prozent unserer Körpermasse ausmacht, verbraucht es 60 Prozent des zirkulierenden Zuckers. Ist unser Gehirn angestrengt, kann sein Bedarf auf 90 Prozent ansteigen. [47] Kein Wunder also, dass uns in stressigen Momenten ein plötzlicher Heißhunger auf süßes oder salziges Essen überkommt, das reich an Kalorien ist. Wenn wir unter Strom stehen, greifen wir häufiger zu Nahrungsmitteln, die uns beruhigen und uns ein gutes Gefühl geben. Wir eignen uns ungesunde Ernährungsgewohnheiten an und machen Essen zu einem Stressbewältigungsmechanismus. Leider ist das weder nachhaltig noch effektiv und auch kein guter Weg, um mit den alltäglichen Herausforderungen gesund umzugehen. Bevor wir einen genaueren Blick auf dieses stressassoziiertes Ernährungsverhalten werfen, darfst du dir selbst ein paar Fragen stellen:

Dein Ernährungsverhalten

- Ist deine Ernährung für dich eine Kraftquelle oder bereitet sie dir eher Beschwerden?
- Isst du regelmäßig?
- Wie viel Zeit kannst du dir für deine Mahlzeiten nehmen?
- Isst du eher zu viel oder zu wenig, wenn du gestresst bist?
- Was isst du in stressigen Phasen des Familienalltags?
- Wann hast du das letzte Mal eine Mahlzeit bewusst genossen?

Typische Ernährungsgewohnheiten bei Stress

- Du greifst vor allem zu Lebensmitteln, die reich an Zucker, Salz und Fett sind.
- Du trinkst übermäßig viel Kaffee.
- Du isst zu schnell.
- Du isst, obwohl du nicht hungrig bist.
- Du snackst pausenlos.
- Du ernährst dich oft von Fertiggerichten.
- Du machst andere Dinge, während du isst.
- Du lässt Mahlzeiten aus.
- Du ignorierst die Hungerzeichen deines Körpers (Magenknurren, Magenschmerzen, Zittrigkeit, Übelkeit).
- Du trinkst zu wenig ungesüßte Flüssigkeiten.
- Du isst, obwohl du satt bist.
- Du isst noch spät abends oder nachts.

Kommen dir einige dieser Verhaltensmuster bekannt vor? Diese Ernährungsgewohnheiten belasten deinen Körper leider zusätzlich, anstatt ihm neue Energie zu geben. Wenn du dich immer bei ihnen ertappst, kannst du in diesem Kapitel lernen, wie du die Gewohnheiten ablegst und stattdessen lernst, deine Ernährung zur Stressbewältigung einzusetzen. Das bedeutet, dass du deine Mahlzeiten bewusst zu erholsamen Pausen machst, in denen du in Kontakt mit deinem Körper trittst, achtsam bist und genießt.

Dafür ist es zunächst wichtig, deine Einstellung zum Thema Ernährung gesund auszurichten und übertriebene Erwartungen abzulegen: Anstatt von heute auf morgen zu sagen: „Das mit dem ständigen Snacken muss aufhören, ab sofort esse ich nur noch drei Mahlzeiten", starte mit kleinen Schritten. Versuche, eine Mahlzeit am Tag achtsam zu dir zu nehmen, und steigere dich dann langsam. Zudem musst du für deine Familie keine Meisterköchin werden und immer frisch kochen. Setze dir hier wieder SMARTE Ziele: Eine frische Mahlzeit jeden zweiten Tag ist ein guter Anfang. Vielleicht kann dir dein/e Partner/in helfen?

Tipps für eine entspannte Familienernährung

- Wie kannst du Mahlzeiten in Ruhe beenden, oder mindestens eine Mahlzeit pro Tag bewusst genießen?
- Wer kann dich bei der Zubereitung der Mahlzeiten entlasten?
- Ist Vorkochen vielleicht eine Lösung?
- Kann dir ein Wochenplan zur Planung eurer Malzeiten und eures Einkaufs helfen?
- Vielleicht kannst du das Kochen zu einer spielerischen Beschäftigung deiner Kinder nutzen?
- Beziehe deine Kinder in das Kochen und das Aufräumen der Küche mit ein, sofern es ihr Alter zulässt.
- Wie kannst du schnell Energie durch gesunde Zwischenmahlzeiten bekommen, anstatt ungesunde Snacks zu essen?

Emotionaler Hunger

Der Begriff des emotionalen Hungers beschreibt ein Phänomen, mit dem sich die Autorin und Therapeutin Maria Sanchez viel beschäftigt hat und das auch für viele Mamas eine persönliche Herausforderung ist. Emotionaler Hunger bedeutet, dass wir nicht essen, weil wir körperlich hungrig sind, sondern weil wir emotional „ausgehungert" sind und die Seele nach Hilfe ruft. Leider ist emotionales Essen nur eine kurzfristige Lösung. Wir nehmen kaum noch wahr, was wir essen, was wir fühlen, was uns gedanklich stresst oder was wir in diesen Momenten wirklich brauchen. Wir betäuben unsere Langeweile, Stress, innere Anspannung, Traurigkeit oder Einsamkeit oder mehr oder weniger unbewusst unangenehme Gefühle, „versüßen" uns unliebsame Aufgaben oder versuchen, eine innere Leere mit Essen „aufzufüllen". Da wir seit unserer Geburt die Nahrungsaufnahme mit positiven Emotionen verknüpfen (enger Körperkontakt zur Mutter, Sicherheit, Beruhigung, Nährstoffzufuhr), ist es nicht verwunderlich, dass wir Essen so häufig missbrauchen, um emotionale Bedürfnisse zu befriedigen. Wird das emotionale Essen zu deinem Überlebensmodus, der dir hilft, trotz körperlicher oder mentaler Überforderung den Ansprüchen stand- zuhalten, tut uns diese Zweckentfremdung nicht gut. Denn erstens soll Essen auch etwas Schönes sein (zum Beispiel ein soziales Ereignis), zweitens kann es zu einem ungesunden Gewichtsverlauf kommen und drittens sind wir immer weniger in der Lage, den körperlichen vom emotionalen Hunger zu unterscheiden. [48]

Ursachen und Merkmale emotionalen Hungers

Falls du dir unsicher bist, ob du manchmal aus emotionalen Gründen isst, prüfe deinen Hunger auf folgende Merkmale:

Körperlicher Hunger wächst langsam, ist geduldig, meist noch eine gewisse Zeit auszuhalten und lässt sich durch unterschiedliche Lebensmittel stillen. Emotionaler Hunger hingegen ist fordernd und drängend, du hast das Gefühl, *jetzt sofort* etwas essen zu müssen, und eher Lust auf Lebensmittel, die dir auch in der Kindheit schon ein positives Gefühl vermittelt haben, wie Eis oder Schokolade. Körperlicher Hunger hingegen geht meist einher mit einem leeren, flauen Gefühl im Magen, leichtem Magenknurren, manchmal sogar Übelkeit, Unkonzentriertheit, Gereiztheit, Schwindel und Zittrigkeit. Emotionaler Hunger verbreitet ein drängendes Gefühl in der Magengegend und später im ganzen Körper sowie eine innere Unruhe.

Ein weiteres Merkmal, an dem du emotionalen Hunger erkennen kannst, ist, dass du ihn nicht stillen kannst. Er kommt immer und immer wieder und du genießt das Essen an sich wenig. Bei echtem körperlichem Hunger hingegen tritt nach circa 20 Minuten ein angenehmes Sättigungsgefühl ein und du spürst ein Gefühl der Zufriedenheit. [49]

Doch was steckt eigentlich hinter emotionalem Hunger? Wenn wir aus emotionalen Gründen essen, dann ist die Nahrungsaufnahme – wie schon der Begriff sagt – an Gefühle gekoppelt, die wir versuchen zu betäuben oder auszuhalten und ohne das Essen nicht regulieren können. Versuchen wir uns zu disziplinieren und verdrängen unseren emotionalen Hunger, so ignorieren wir auch die damit verbundenen Gefühle. Es baut sich eine innere Spannung auf, die früher oder später einen Weg in unser Bewusstsein sucht: Heißhungerattacken, völliger Kontrollverlust beim Essen, exzessiver Sport, Alkoholkonsum oder andere ungesunde Verhaltensweisen können die Folge sein. [50] Doch das ist nicht das Ende des Teufelskreises, denn diese Verhaltensweisen können zu Schuldgefühlen, Depressionen und emotionaler Taubheit führen.

Es ist also sehr wichtig, dass du herausfindest, was hinter deinem emotionalen Hunger steckt: Falls es unangenehme Emotionen oder emotionale Verletzungen aus der Vergangenheit sind, so darfst du lernen, diese zu regulieren. „In dem Augenblick, in dem wir emotional essen, findet unsere Vergangenheit in der Gegenwart statt", hat Maria Sanchez formuliert. [51] Brauchst du vielleicht mehr Zeit für dich? Bist du erschöpft? Brauchst du Nähe, Liebe und Zuneigung? Fehlt dir Sicherheit oder eine positive Perspektive für die Zukunft? Wenn du das Gefühl hast, dass Essen für dich immer wieder ein willkommenes Trostpflaster ist, lohnt es sich, die Ursachen dafür zu erforschen. Je mehr du lernst, dich besser zu spüren, deine Emotionen zu regulieren und deine Bedürfnisse im Alltag zu stillen, desto ausgewogener und gesünder wird auch dein Essverhalten.

Heißhungerattacken: Ursachen und hilfreiche Tipps

Wenn du deinen körperlichen Hunger für eine zu lange Zeit nicht gestillt hast, wird dich ein körperlicher Heißhunger überkommen, dessen Signale kaum von den Anzeichen des emotionalen Hungers zu unterscheiden sind. [52] Dasselbe trifft auf eine anhaltende Unterversorgung deines Körpers zu, sei es durch eine Diät oder weil du durch den Stress im Mama-Alltag oder durch mangelnde Selbstfürsorge deinen Hunger kaum noch spürst. [53] Wenn du zwar quantitativ genug gegessen hast, also die Menge adäquat war, aber die Qualität nicht stimmte, du zum Beispiel kein ausgewogenes Verhältnis von Kohlenhydraten (inklusive der Ballaststoffe), Fetten und Proteinen zu dir genommen und dich zu einseitig ernährt hast, kann dies ebenfalls zu einer Heißhungerattacke führen. Bei Mamas sind weitere häufige Gründe für Heißhungerattacken, dass sie verlernt haben, ihre Bedürfnisse wahrzunehmen, als wichtig zu erachten und zu stillen. Wenn Mütter ihre Mahlzeiten wenig achtsam zu sich nehmen und das körperliche Bedürfnis nach Genuss nicht gestillt wird, wenn sie viele Snacks essen, aber keine vollwertigen Mahlzeiten, oder zu wenig trinken, kann das außerdem zu einem diffusen Hungergefühl führen.

„Zuckersucht“: Die Autobahn in deinem Gehirn [54]

Viele Mamas versuchen, die Menge von Süßigkeiten bei ihren Kindern in Grenzen zu halten, greifen selbst jedoch immer wieder zu süßen Lebensmitteln, wenn sie Stress oder Emotionen übermannen. Weil dieses Thema gerade unter Mamas so präsent ist, habe ich dir wertvolle Gedanken und Impulse dazu von der Ärztin und Ernährungsexpertin Mareike Awe zusammengefasst: Viele Mamas denken, sie wären „zuckersüchtig“, was durch den aktuellen Hype um die negativen Auswirkungen von weißem Zucker in den Medien befeuert wird. Zucker wird zu etwas Bösem und Verbotenem stilisiert und unser Verlangen danach nur noch umso ausgeprägter. Dabei handelt es sich beim Zucker essen eigentlich vielmehr um eine Angewohnheit. Eine Sucht haben wir schwer im Griff, eine Angewohnheit können wir jedoch aktiv beeinflussen. Jedes Mal, wenn wir nämlich Zucker essen, wird im Gehirn unser Glückshormon Dopamin freigesetzt, welches unser Belohnungssystem aktiviert und uns so motiviert, wieder und häufig Zucker zu essen. Ein Trampelpfad wird durch Gewohnheit zur Autobahn im Gehirn. Doch diese Autobahn können wir nach und nach wieder zu einem kleinen Pfad machen, jedoch nicht durch Verzicht, sondern durch maßvollen Genuss. Was kannst du also tun?

Als Erstes darfst du die emotionale Intensität aus dem Thema rausnehmen, denn diese stabilisiert nur deine Zuckerautobahn im Gehirn. Zucker ist nicht „böse“, sondern kann in Maßen von deinem Körper genauso verstoffwechselt werden wie auch andere Nährstoffe. Als Zweites darfst du lernen, dir selbst, genau wie deinem Kind, alles in Maßen zu erlauben und es achtsam zu genießen. Das bedeutet, dass du bewusst und reflektiert isst und nicht hastig große Mengen Süßes hinunterschlingst. Als Drittes darfst du dir bewusst werden, dass es zwischen dem Impuls zu essen und dem Verzehr einer Süßigkeit einen Raum gibt – den Raum zwischen Reiz und Reaktion. Liste in einem Journal auf, in welchen Situationen dich dein Heißhunger auf Zucker überkommt, um besonders in diesen Situationen die verborgenen Ursachen deines Essensdrangs zu identifizieren. Auch hilft es, sich aufzuschreiben, wie du dich fühlst, wenn du viel Zucker gegessen hast. Was kommt nach der initialen Befriedigung? Fühlst du dich satt? Fühle deinem Hunger nach Zucker auf den Zahn – liebevoll, geduldig und mit Ausdauer.

Tipps gegen Heißhungerattacken

- Versuche, drei vollwertige Mahlzeiten in deinen Tag zu integrieren.
- Achte auf die richtige Zusammensetzung von Kohlenhydraten (45–60 Prozent, inklusive mindestens 30 g Ballaststoffe), Fetten (25–30 Prozent), Proteinen (10–15 Prozent).
- Bereite dir gesunde Snacks, wie Nüsse, Obst, Jogurt, Rohkost vor.
- Trinke ausreichend ungesüßte Getränke, mindestens anderthalb bis zwei Liter pro Tag.
- Gönne dir ausreichend kleine Pausen, nicht erst am Abend!
- Beginne, deine Selbstregulation zu stärken, dazu gehören u.a. deine Emotionsregulation, Überprüfung deiner Glaubenssätze, Wahrnehmung deiner Bedürfnisse, Stressbewältigung.
- Ändere deine Gewohnheiten: Statt vor dem Fernseher zu snacken, könntest du Nagelpflege, Dehnungsübungen oder eine Fußmassage machen.
- Erinnerung: Erinnere dich daran (Handy, Post-it), dich mit dir selbst zu verbinden, statt zu essen („Check in, bevor du isst“).

Achtsames Essen als Mama

Wir haben schon darüber gesprochen, wie schwierig es als Mama ist, eine Mahlzeit in Ruhe einzunehmen und sie wirklich zu genießen. Oft machen wir neben dem Essen noch andere Dinge, wir scrollen durch Social Media, schauen Fernsehen, checken die E-Mails oder arbeiten. Frage dich an dieser Stelle ruhig einmal, was du alles „nebenher" machst bzw. was bei euch am Esstisch alles „zusätzlich" passiert, während du/ihr esst?

Das Problem ist, dass es während derartiger Ablenkungen für unser Gehirn nahezu unmöglich ist, subtile Hunger- oder Sättigungssignale wahrzunehmen, vor allem dann, wenn unser Kind anwesend ist. Oft schlingen dann Mamas ihre Mahlzeiten hastig hinunter, um schnell satt zu sein und die Situation im Griff zu behalten. Eigentlich braucht unser Körper aber etwa 20 Minuten, um überhaupt ein Sättigungsgefühl entwickeln zu können. Ich möchte mich mit dir deshalb im Folgenden mit dem achtsamen Essen und wie du es in den Mama-Alltag integrieren kannst, beschäftigen. Dabei geht es um ein bewusstes Genießen eines Lebensmittels mit einer offenen, neugierigen Haltung bzw. darum, eine Mahlzeit mit fokussierter Aufmerksamkeit zu sich zu nehmen. So wird das Essen zu einer Tätigkeit, bei der du mit deinem Körper in Kontakt stehst und am Ende zufrieden bist: Du spürst deinen Hunger, du nimmst wahr, was dir gut oder weniger gut schmeckt, und du nimmst nach einem Akt des genussvollen, langsamen Essens wahr, wann du angenehm satt bist. [55]

Im Folgenden gebe ich dir noch weitere Tipps zum achtsamen Essen im Familienalltag, die vielen Mamas geholfen haben.[56] Bitte beachte: Setze dir ein bis zwei SMARTE Ziele oder Zwischenziele, dann hast du schon viel gewonnen!

Tipps für achtsames Essen

- Priorisiere deine Mahlzeiten: Mache eine Mahlzeit zu einer bewussten Tätigkeit und plane dafür 20 bis 30 Minuten ein ...
- Sei ganz bewusst im Hier und Jetzt, nimm deinen Körper wahr und lass deine Gedanken ziehen.
- Versuche, deine Essgeschwindigkeit auf 1/3 zu verlangsamen und jeden Bissen mindestens 20-mal zu kauen. Du wirst deine Sättigungssignale besser spüren, dein Essen besser verdauen können und dich satt, aber nicht voll fühlen.
- Sei eine Feinschmeckerin: Nimm Aroma oder Geschmacksnuancen jedes Nahrungsmittels genau wahr. Das bedeutet, dass du ab und an deine Augen schließen oder das Besteck beiseitelegen darfst.
- Nutze Ablenkungen für Pausen: Braucht dein Kind Hilfe bei der Nahrungsaufnahme? Egal, warum du unterbrochen wirst, mache Pausen und frage dich, ob dir das Essen noch schmeckt und ob du satt bist.
- Genieße jeden Tag für fünf bis zehn Minuten eine Tasse Tee oder Kaffee ganz bewusst und ohne Ablenkung.

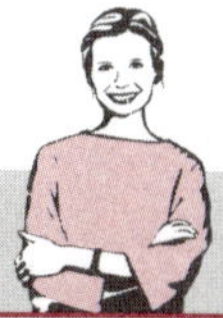

Personal Message von Miriam

LIEBE MAMA, achtsam zu sein und achtsam zu essen sind *wahre Herausforderungen!* Ich kenne das nur zu gut. Mir fällt es sowohl zu Hause schwer, wenn mein kleiner Sohn den geriebenen Käse um sich wirft, als auch im hektischen Klinikalltag, bei dem ich manchmal nur fünf Minuten für eine Mahlzeit habe. Alle Impulse und Übungen sind erste Schritte hin zu mehr Achtsamkeit bei deinem Essverhalten. Gerade weil es nicht leicht ist, deine Ziele umzusetzen, darfst du nachsichtig und liebevoll mit dir bleiben!

Vielleicht hilft dir auch ein Wochenplan, deine SMARTEN Ziele zu visualisieren und so ungesunde Ernährungsgewohnheiten zu reduzieren. Du findest einen Mindful-Eating-Plan in der Toolbox.

Ernährungstipps für gesunde Mamas

Nachdem wir uns nun viel mit dem „Wie" auseinandergesetzt haben, wollen wir auch das, „was" wir verzehren, nicht aus den Augen verlieren. Würdige bei dem Thema deine Gesundheit, aber auch deine geschmacklichen Vorlieben durch eine schonende Ernährung, die dir guttut. Es geht hierbei nicht darum, sich perfekt zu ernähren, um gesund zu bleiben. Stattdessen sind die Vielfalt und Ausgewogenheit der Lebensmittel, die du auswählst, der Schlüssel zu deinem Wohlbefinden. Da ich keine Ernährungsberaterin bin und außerdem Ernährungsformen sehr individuell sind (Vorlieben, Allergien, Unverträglichkeiten), beschränke ich mich hier auf ein paar Empfehlungen, die ich im Mama-Alltag für sinnvoll erachte.

MAMA *Care* in deiner Ernährung

1. Mach deinen Teller zum Regenbogen und iss bunt:
   - Reichlich Obst & Gemüse / 45–60 Prozent Kohlenhydrate / 25–30 Prozent Fette / 10–15 Prozent Proteine
   - Mikronährstoffe (Vitamine, Mineralstoffe/Elektrolyte etc.): enthalten in Obst, Gemüse, Milchprodukten, Vollkornprodukten
2. Bevorzuge eine vegetarische oder mediterrane Kost.
   - Finde eine Ernährungsform, die dir und deinem Körper guttut
3. Iss saisonal, dann sind Gemüse und Obst am frischesten.
4. Achte auf die Qualität deiner Lebensmittel, bevorzuge Bio.
5. Süße darf sein, aber gesund (Honig, Ahornsirup, Datteln, Bananen)

6. Erlaube dir, auch einmal zu naschen.
   - Genuss und Befriedigung sind wichtig für deine Ernährung. Ich liebe z.B. dunkle Schokolade mit mindestens 75 Prozent Kakaoanteil (in Maßen gut für unser Gehirn und das Herz-Kreislaufsystem).
7. Traue dich, Neues auszuprobieren (fermentiertes Soja, Tempeh, Quinoa, Chiasamen, Tofu oder Hafermilch?)
8. Vermeide Fertiggerichte und Fast Food (enthalten Transfette).
9. Trinke ausreichend und regelmäßig.
10. Iss regelmäßig, aber gib deinem Darm Zeit zu verdauen.
11. Iss maßvoll und langsam und fülle den Magen nicht, bis er unangenehm spannt.
12. Iss warm, wenn du einen empfindlichen Darm hast.
13. Iss im Sitzen und – wenn möglich – in Ruhe.
14. Mache das Kochen schon zum Teil der Mahlzeit (bewusst, achtsam und mit allen Sinnen).
15. Integriere deine Kinder beim Kochen, sobald wie möglich. Frage sie nach Wünschen und Vorlieben.
16. Bleibe geduldig: Bis Kinder „neue“ Lebensmittel mögen, musst du sie manchmal acht bis zehnmal in unterschiedlichen Zubereitungsformen anbieten.
17. Sei nachsichtig, wenn dein Kind eine Phase hat, in der es nur Nudeln, Pizza oder Toastbrot mag; es ist normal.
18. Gönnt euch auch einmal etwas als Familie, zum Beispiel Pancakes am Sonntagmorgen.
19. Versucht immer wieder, die Mahlzeiten gemeinsam einzunehmen.
20. Führt Rituale ein (Spruch vor/nach der Mahlzeit o.ä.).

Deine Toolbox

- Vorlage Mindful-Eating-Plan (PDF)
- Exkurs: Intuitive Ernährung für Mamas

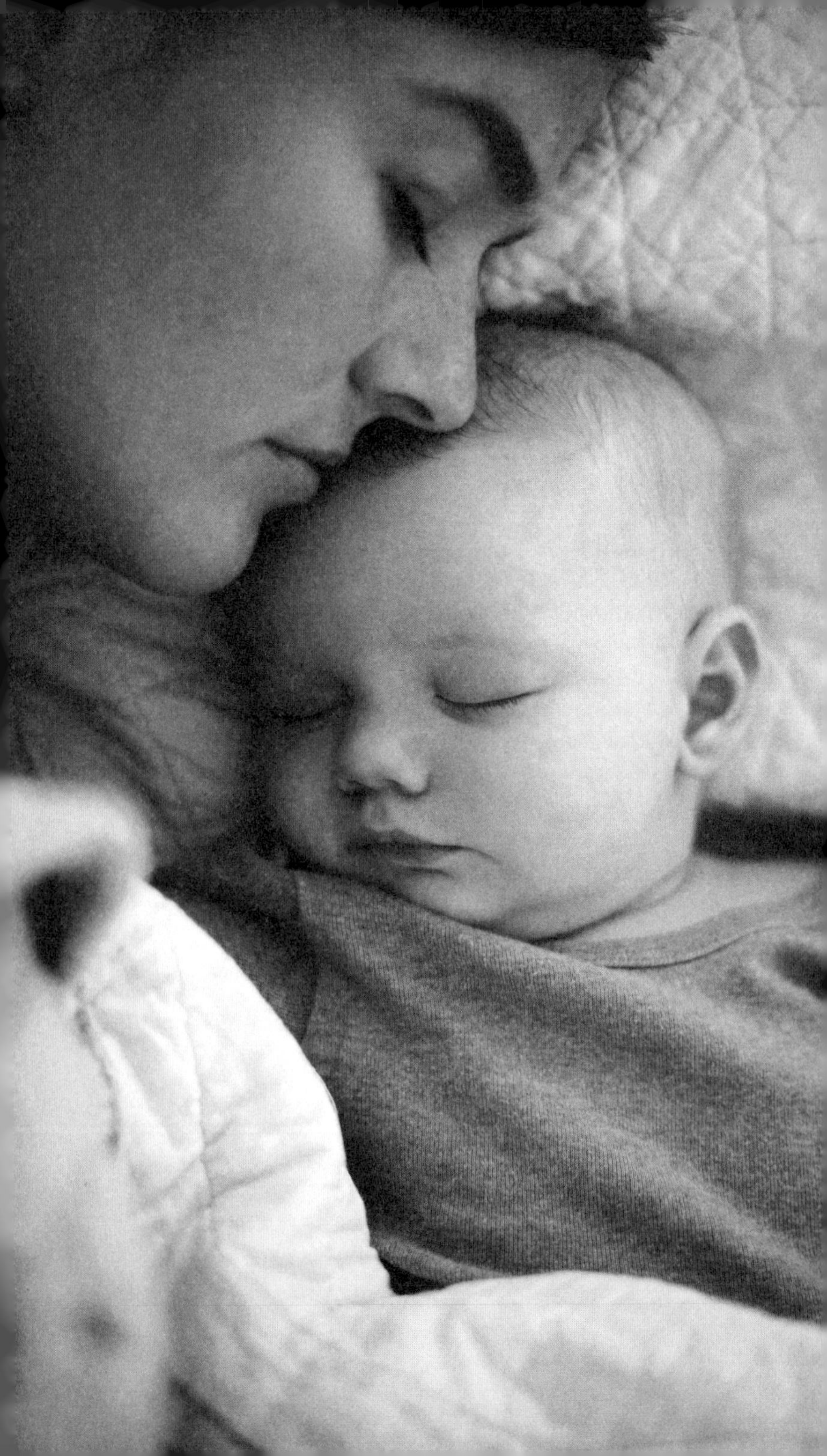

Load up your battery!

MAMA *Care* & DEIN SCHLAF

Ein erholsamer Schlaf ist essenziell für deine Gesundheit. Jedoch gibt es kaum eine frischgebackene Mama, die in den ersten sechs Lebensmonaten ihres Kindes nicht unter Schlafmangel leidet. Schon bevor dein Baby auf die Welt kommt, bist du körperlichem Stress ausgesetzt, der deinen Schlaf beeinträchtigen kann. Hormonelle Veränderungen, wie der enorme Anstieg von Progesteron, führen dazu, dass Mamas zu Beginn der Schwangerschaft ein erhöhtes Schlafbedürfnis haben und tagsüber öfter müde sind. Gleichzeitig verändert sich während der Schwangerschaft dein Schlafmuster, der Anteil des Tiefschlafs nimmt ab und du wachst tendenziell häufiger nachts auf. Mit Fortschreiten der Schwangerschaft wird der Schlaf immer weniger erholsam, wobei bis zu 60 Prozent der Schwangeren von deutlichen Schlafstörungen und einer schlechten Schlafqualität und 36 Prozent vor der Geburt sogar von einer depressiven Stimmungslage berichten, die durchaus auch durch die schlechte Schlafqualität bedingt sein kann. Hinzu kommen möglicherweise körperliche Begleiterscheinungen, wie Wadenkrämpfe, Rückenschmerzen, Sodbrennen, Kindsbewegungen, allgemeines Unwohlsein oder ein erhöhter Harndrang, die das erholsame Schlafen erschweren können. Bereits zu diesem Zeitpunkt wird Mamas empfohlen, Stress zu vermeiden, einen regelmäßigen Schlaf-Wach-Rhythmus einzuhalten, Übungen zur Entspannung durchzuführen und sich ausgewogen zu ernähren. [57]

Nach der Geburt schwebt man als Mama einerseits im siebten Himmel, andererseits ist man auch todmüde. Vielleicht erinnerst du dich, dass eine Mama nach dem 1. Lebensjahr ihres Kindes circa 700 Stunden Schlafdefizit angesammelt hat, das macht etwa zwei Stunden pro Tag. [58] Für deinen Körper ist das eine enorme Herausforderung, insbesondere da die Fürsorge deines Babys nachts vergleichbar intensiv ist wie am Tag – zumindest kommt es einem so vor. Das ist nicht verwunderlich, denn das Schlafhormon Melatonin trägt dazu bei, dass wir nachts eher träge sind und einfach nur schlafen möchten. Wir könnten dieses Kapitel also mit der Empfehlung abschließen: Schlafe, Mama, wann immer du kannst! Doch so einfach ist es oft nicht: Entweder lässt es dein Alltag nicht zu, weil du dich vielleicht noch um ein zweites Kind kümmern oder allein den Haushalt machen musst, oder aber dein Baby lässt es nicht zu, weil es nur in deiner Nähe, beim Tragen oder im Kinderwagen schläft oder das Stillen als Einschlafhilfe benötigt. Es gibt unzählige Gründe, warum es nicht so einfach ist, Schlaf „nachzuholen". Aber ich habe eine gute Nachricht für dich: Der Schlaf-Wach-Rhythmus deines Kindes entwickelt sich Monat für Monat weiter und früher oder später erhältst du wieder mehr Schlaf bzw. kannst länger am Stück schlafen. Dann lässt sich dein über Monate, vielleicht sogar Jahre, angehäuftes Schlafdefizit wieder ausgleichen. [59]

Dein Schlaf gehört zu den beeinflussbaren Lebensbereichen deiner MAMA *Care*, die ganz wesentlich deine Gesundheit mitbestimmen. Daher findest du in diesem Kapitel nützliches Schlafwissen für Mamas, denn ich bin überzeugt, dass du die körperlichen und mentalen Herausforderungen, die das Schlafverhalten deines Babys in den ersten Monaten für dich bereithält, besser meistern kannst, wenn du deine eigene Schlafexpertin wirst! Dabei gibt es Faktoren, die du aktiv gestalten kannst, und wiederum Aspekte, mit denen du lernen darfst, gesund umzugehen. Wichtig ist, dass du am Ende ein Bewusstsein für dieses Thema entwickelst und Zeichen der Erschöpfung oder Tagesschläfrigkeit nicht ignorierst. Vertraue darauf, dass du immer etwas für einen gesunden Schlaf tun kannst.

Warum lohnt es sich für dich, mehr über das Thema Schlaf zu lernen?

- Damit du weißt, was dich in den ersten Lebensmonaten deines Kindes erwartet und du die schlafbezogenen Herausforderungen meistern kannst.
- Damit du dein Kind und sein Schlafverhalten besser annehmen und begleiten kannst.
- Damit du dich nicht von falschen Vorstellungen und Mythen verunsichern lässt.
- Damit du nicht verzweifelst und dir zu große Sorgen um die negativen Konsequenzen deines Schlafmangels machst.
- Damit du dir selbst besser helfen kannst, falls dich der Schlafmangel mehr fordert als gedacht.
- Damit du nach und nach wieder einen gesunden Schlafrhythmus und eine gesunde Schlafhygiene aufbauen und so Schlafstörungen vorbeugen kannst.

Deine innere Uhr: Über Schlaftypen und Biorhythmen

Wichtig ist, dass du zuerst die Vorstellung ablegst, dass jede Mama eine bestimmte Mindestanzahl an Stunden schlafen muss, damit ihr Schlaf ausreichend und erholsam ist. Dein Schlaf ist genau wie auch dein Stresserleben etwas höchst Individuelles und unterliegt einem ständigen Wandel. Erstens variiert die Schlafarchitektur abhängig von Lebensalter und Geschlecht, das bedeutet, dass im Laufe deines Lebens Änderungen des Schlafprofils (zum Beispiel Verlängerung der Einschlafzeit, Zunahme des Leichtschlafs, Abnahme des Tiefschlafanteils) auftreten. Dazu kommt noch, dass mit deinem Schlaf eine individuelle innere Uhr verbunden ist, die deinen Schlaf-Wach-Rhythmus bestimmt und zudem an der Steuerung deiner Körperfunktionen und -abläufe beteiligt ist. Dein Organismus richtet seine Prozesse nach einem dem Körper innewohnenden inneren Rhythmus mit einer Periodenlänge von 24 Stunden aus. Die Taktgeber dieses inneren biologischen Rhythmus' sind dabei das Tageslicht (echtes Licht) und unser Schlafhormon Melatonin, neben weiteren Hormonen und Neurotransmittern wie Cortisol, Serotonin und Adenosin. Mangelt es dir an ausreichend natürlichem Licht oder unterdrückst du die Freisetzung von Melatonin, indem du zum Beispiel vor dem Schlafen viel Fernsehen guckst oder auf dem Handy scrollst (Licht im blauwelligen Bereich unterdrückt Melatonin), kann deine innere Uhr aus dem Takt kommen. Es kann zu Schlafproblemen und damit assoziierten mentalen und körperlichen Beschwerden kommen. Melatonin hilft uns zwar, nachts zur Ruhe zu kommen, indem es unseren Blutdruck und die Herzfrequenz sowie die Körpertemperatur senkt. Doch unserem Schlafhormon wird auch eine depressiogene Wirkung nachgesagt, das bedeutet, dass es uns antriebslos und niedergestimmt werden lässt, besonders dann, wenn es zur falschen Zeit (zum Beispiel morgens) freigesetzt wird. Daher ist es auch nicht verwunderlich, dass uns oft gerade nachts, wenn die Konzentration des Melatonins am höchsten ist, Sorgen, Ängste und Grübeleien plagen, oder eben auch in den Morgenstunden, falls wir eher abends lange wach bleiben und morgens länger schlafen.

Deswegen ist es für dich als Mama so wichtig, dass du – auch wenn dein Kind deinen Schlaf unterbricht – so gut es geht versuchst, deinen Schlafrhythmus nicht ganz zu verlieren. Du darfst dir mit diesem Wissen auch bewusst machen, dass mit dir nichts verkehrt ist, wenn es dir in den ersten Monaten mit Baby nicht so gut geht. Denn ein veränderter Schlafrhythmus kann mit einer Vielzahl an mentalen und körperlichen Veränderungen einhergehen, die dein Wohlbefinden und deine Wahrnehmung der Dinge beeinflussen.

Unser biologischer Rhythmus umfasst 24 Stunden. Zu welcher Zeit ein Mensch aktiv oder eher träge ist, hängt von seinem vorwiegend genetisch bedingten Chronotyp ab. So gibt es unterschiedliche Schlaftypen wie die Eulen (die Nachtaktiven), die Lärchen (die Frühaufsteher) und die Tauben (die dazwischen liegen). Der Schlaftyp bestimmt dabei auch, zu welcher Zeit die Freisetzung der Hormone, zum Beispiel des Melatonins oder des Cortisols, ihren Höhepunkt erreichen und wie aktiv unsere Zellen, unsere Verdauung und unser Stoffwechsel zu einer gewissen Zeit sind. Dein ganzer Organismus arbeitet also nach seiner individuellen inneren Uhr. Unser Chronotyp kann sich im Laufe des Lebens ändern, das passiert insbesondere in den verschiedenen Phasen der Kindheit und Adoleszenz. Die meisten Menschen wissen, welcher Schlaftyp sie sind. Wichtig ist es zu versuchen, auch nach dem eigenen Biorhythmus zu leben, was mit einem Neugeborenen nicht so einfach ist. Außerdem gibt es Menschen, die eher weniger, und andere, die eher mehr Schlaf brauchen, weshalb Pauschalaussagen wie diese falsch sind: „Wenn du weniger als acht Stunden geschlafen hast, ist das ungesund!“ Als erwachsene Frauen brauchen wir in der Regel zwischen sieben und neun Stunden Schlaf. [60] Falls es für dich nicht leicht ist, diesen Schlaf zu bekommen, darf ich dich in einem Punkt beruhigen, liebe Mama: Ein weitverbreiteter Mythos besagt, dass die sieben bis neun Stunden am Stück geschlafen werden müssen, was nicht stimmt. In vielen Kulturen gibt es zwei Schlafphasen oder einen kürzeren Nachtschlaf und einen langen Mittagsschlaf. Bedenke, dass es früher Völker gegeben hat, in denen sich die Menschen mit der Tag- und Nachtwache im Lager oder auf der Jagd abwechselten, geschlafen wurde zu flexiblen Zeiten. Erst unsere Neuzeit brachte die fixe Vorstellung, dass man pro Nacht eine gewisse Zahl an Stunden durchschlafen muss. Ein weiterer wichtiger Hinweis für dich als Mama: In der Schlafmedizin wird Patienten mit Einschlaf- und Durchschlafstörungen geraten, einen Nachmittagsschlaf zu vermeiden bzw. auf maximal 30 Minuten zu begrenzen und vor drei Uhr nachmittags abzuhalten. Dies gilt natürlich nicht für Mamas, die wiederholt durch ihr Kind nachts geweckt werden! Hier darfst du dir ohne schlechtes Gewissen so viel Schlaf am Tage gönnen, wie nur möglich. Wichtig ist nur, dass du dir die Empfehlung zum Mittagsschlaf dann wieder zu Herzen nimmst, wenn du nachts wieder ungestört schlafen kannst. Denn ansonsten reduzierst du den natürlichen Schlafdruck, der sich im Laufe des Tages aufbaut und das Einschlafen ermöglicht, und erschwerst deinem Körper, in seinen natürlichen Schlaf-Wach-Rhythmus zurückzufinden.

Eigentlich braucht es ein ganzes Dorf, um ein Kind zu erziehen, damit sich eine Mutter vor allem zu Beginn immer wieder ausruhen kann. Da dieses Dorf heutzutage jedoch meist fehlt, schauen wir gemeinsam, was du für dich und deinen Schlaf tun kannst.

Deine Schlafqualität

Manche jungen Mamas werden nachts alle ein bis zwei Stunden von ihrem Baby aufgeweckt, schlafen aber zwischendurch eigentlich wieder recht schnell wieder ein, sodass ihre tatsächliche Schlafeffizienz gar nicht so schlecht ist. Vielleicht machst du jedoch andere Erfahrungen.

Wie gut schläfst du wirklich?

In der Schlafmedizin ist die Schlafeffizienz ein gutes Maß für die tatsächliche Schlafquantität. Die Schlafeffizienz wird berechnet aus der Anzahl der tatsächlich geschlafenen Stunden gemessen an der Anzahl der Stunden, die du im Bett verbracht hast. Die Schlafeffizienz entspricht also dem prozentualen Anteil der Schlafdauer an der für den Schlaf vorgesehenen Zeit, wobei ein Wert von mindestens 85 Prozent wünschenswert und normal ist.

$$\text{Schlafeffizienz} = \frac{\text{Schlafdauer (h)} \times 100\,\%}{\text{Bettliegezeit (h)}}$$

Die tatsächliche Schlafqualität weicht nämlich oft von unserem subjektiven Schlafempfinden ab. Oft schlafen wir nachts sogar mehr Stunden, als wir denken. Zudem glauben viele Mamas, dass sie nicht erholsam geschlafen haben, wenn sie nicht lang genug im Tiefschlaf waren, und daher wohl kaum regeneriert sein können. Tatsächlich macht unser Tiefschlaf aber nur zwischen 15–25 Prozent unseres kompletten Schlafs aus, das sind bei einem Erwachsenen circa anderthalb bis zwei Stunden Schlaf. Der restliche Schlaf besteht aus den übrigen Schlafstadien: Einschlafschlaf, Leichtschlaf und REM-Schlaf. Heute gibt es eine Vielzahl an Tools, wie man den eigenen Schlaf überwachen und analysieren kann, sei es über bestimmte Apps, Ringe oder Uhren. Leider unterschätzen diese oft den Tiefschlafanteil und bewerten das Schlafverhalten als schlecht, dabei ist in Wirklichkeit meist alles ganz normal. Vielleicht hilft dir dieses Wissen, dich weniger unter Druck zu setzen. Um eine grobe Orientierung zu bekommen, wo du bezüglich deiner Schlafzufriedenheit gerade stehst, kannst du den MAMA-*Care*-Schlaffragebogen ausfüllen. Das dauert maximal fünf Minuten. Du kannst den Fragebogen im Verlauf immer wieder einmal herausholen und überprüfen, wie sich dein Schlaf entwickelt. So stellst du vielleicht fest, dass deine Schlafqualität nicht nur schwankt, sondern sich, je älter dein Kind wird, auch verbessert. Der MAMA-*Care*-Schlaffragebogen steht dir auch in deiner digitalen Toolbox zum Download zur Verfügung.

MAMA-*Care*-Schlaffragebogen: Wie erholsam ist dein Schlaf? [61]

Dieser Fragebogen kann dir Anhaltspunkte geben, ersetzt aber keine ärztliche Empfehlung oder Diagnostik. Zähle am Ende die Punkte für die Auswertung zusammen.

1. Wie schwer schätzt du die Beeinträchtigung deines Schlafes in den letzten beiden Wochen ein?

   - ☐ 0 gar nicht
   - ☐ 1 leicht
   - ☐ 2 mittel
   - ☐ 3 schwer
   - ☐ 4 sehr schwer

2. Wie zufrieden/unzufrieden bist du mit deinem Schlaf?

- ☐ 0 sehr zufrieden
- ☐ 1 zufrieden
- ☐ 2 neutral
- ☐ 3 unzufrieden
- ☐ 4 sehr unzufrieden

3. Wie stark wirkt sich die Beeinträchtigung deines Schlafes auf deine Leistungsfähigkeit tagsüber aus?

- ☐ 0 überhaupt nicht
- ☐ 1 ein wenig
- ☐ 2 mäßig
- ☐ 3 stark
- ☐ 4 sehr stark

4. Wie stark, glaubst du, nehmen andere Personen die Auswirkungen der Beeinträchtigung deines Schlafes auf deine Lebensqualität wahr?

- ☐ 0 überhaupt nicht
- ☐ 1 ein wenig
- ☐ 2 mäßig
- ☐ 3 stark
- ☐ 4 sehr stark

5. Wie besorgt bist du hinsichtlich der momentanen Beeinträchtigung deines Schlafes?

- ☐ 0 überhaupt nicht
- ☐ 1 ein wenig
- ☐ 2 mäßig
- ☐ 3 stark
- ☐ 4 sehr stark

Auswertung:

0–7 Punkte: Dein Schlaf ist normal.
8–14 Punkte: Dein Schlaf ist leicht beeinträchtigt.
> 14 Punkte: Dein Schlaf ist deutlich beeinträchtigt.

MAMA *Care* Take-away

Mach dir keinen Druck, wenn der Fragebogen zeigt, dass dein Schlaf beeinträchtigt ist, das ist für Mamas ganz normal. Er soll dir nur einen Ausgangspunkt geben, damit du ein Gefühl dafür entwickelst, wie du deine Schlafzufriedenheit verbessern kannst.

Schritt für Schritt zu mehr Regeneration

Nun schauen wir uns an, was du selbst tun kannst, um dein Schlafempfinden zu verbessern. Natürlich unterbricht vor allem dein Baby deinen Schlaf, doch gibt es auch eine Vielzahl an Faktoren, die du selbst in der Hand hast. Ich möchte dir zeigen, wo deine Handlungsspielräume liegen, damit du dich nicht überfordert fühlst und in die Erschöpfungsspirale gerätst. Wenn du die folgenden Tipps versuchst umzusetzen, dann habe Geduld mit dir und vor allem auch mit deinem Kind, das deinen Schlaf wesentlich beeinflusst. Versuche, das Gelernte im Einklang mit der Schlafentwicklung deines Kindes zu nutzen, und gehe dabei wie immer in kleinen Schritten und mit SMARTEN Zielen vor, deren Wirksamkeit bezüglich einer Verbesserung deines Schlafempfindens du anhand des Schlaffragebogens evaluieren kannst. Ein wichtiger Hinweis: Solltest du unter einer ausgeprägten Schlafstörung leiden, die mit depressiven oder massiven körperlichen Erschöpfungssymptomen einhergeht, empfehle ich dir, ärztlichen Rat zu suchen.

Tipps für einen erholsamen Schlaf [62]

Schlafhygiene

- Versuche, den sich stets wandelnden Schlafrhythmus deines Babys kennenzulernen. Erkennst du ein Muster, versuche, auch zu schlafen, wenn dein Baby schläft.
- Dunkle den Raum ab, in welchem du schläfst.
- Wähle ein ruhiges, angenehm kühles Zimmer.
- Mache es dir so bequem wie möglich.
- Versuche, deine Aktivitäten und auch deine Ernährungs- und Trinkgewohnheiten an eure Schlafphasen anzupassen. Etwa zwei bis drei Stunden vor dem Nachtschlaf vermeide Alkohol, Nikotin und Kaffee, üppige (fettige, scharf gewürzte) Mahlzeiten (außer dein Körper ist dies gewohnt), einen leeren Magen, übermäßigen Medienkonsum (blauwelliges Licht unterdrückt Melatonin), schwere körperliche Anstrengung
- Versuche, den Tag am Abend ausklingen zu lassen (zum Beispiel mit einem Schlafritual), damit dein Körper nicht verlernt, dass nachts seine eigentliche Hauptschlafphase ist.
- Wenn dein Baby dich nachts weckt, mache wenig Licht.
- Verabschiede dich von rigiden Vorstellungen, wann es für dich richtig ist, ins Bett zu gehen oder aufzustehen. Orientiere dich an deinem Energielevel: Wenn dein Baby abends um 19 Uhr einschläft, lege dich ruhig auch hin, wenn du müde bist.
- Wenn du nachts durch dein Baby geweckt wirst und nicht mehr schlafen kannst, stehe ruhig auf. Beschäftige dich mit einer entspannenden Tätigkeit (Meditation, MiMi, Musik hören, Lesen).
- Vermeide es, nachts auf die Uhr zu gucken.
- Wenn dein Baby nachts weint und nicht schlafen kann, du es herumtragen musst, aber todmüde bist, wende ebenfalls eine MiMi an. Lerne, dich dabei zu entspannen, die Bedürfnisse deines Kindes anzunehmen und dir Hilfe zu holen, wenn es gar nicht mehr geht.

Priorisiere wie eine SMARTE Mama

- Natürlich warten viele To-dos, doch bedenke: Fehlt es dir an Energie und leidet deine Gesundheit, kannst du deine Aufgaben als Mama nicht mehr bewältigen.
- Setze Prioritäten: In den ersten Monaten sollte das Aufladen deiner Energiebatterie oben auf deiner Liste stehen!
- Habe keine Bedenken, dir Hilfe zu holen (die Nachbarin kocht für euch, deine Freundin holt das größere Kind ab).
- Wenn dein Schlafdefizit zu groß ist, sprich mit deiner/m Arzt/Ärztin und beantrage eine Mutter-Kind-Kur, in der du versuchst, deinen chronischen Schlafmangel wieder auszugleichen.

Optimiere die Einflussfaktoren auf deinen Schlaf

- Je nach Alter deines Kindes, ist es natürlich okay, im Bett zu stillen oder dich auch tagsüber mit deinem Baby im Bett auszuruhen. Nutze das Bett aber nicht zum Arbeiten, zum Essen oder für Medienkonsum. Es soll für deinen Körper ein Ort der Erholung sein.
- Ernähre dich ausgewogen und zu den richtigen Zeiten, damit deine Verdauung nicht deinen Schlaf behindert.
- Bewegung und Sport: Nur wenn du dich genug bewegst, ist dein Körper ausgelastet, zudem wird dein Stresslevel immer wieder effektiv gesenkt, sodass du abends gut einschlafen kannst.
- Vermeide extreme Work-outs am Abend.
- Entspanne dich auch tagsüber immer wieder mit MiMis, Entspannungs- oder Achtsamkeitsübungen.

Schlaftagebuch & Journaling

- Lerne deinen Schlaf besser kennen.
- Lege dir ein Tagebuch zu oder nutze das MAMA-*Care*-Journal und notiere dir, wann du gut und erholsam geschlafen hast.
- Welche Umstände haben bewirkt, dass du gut schlafen konntest?
- Notiere dir auch, was (neben deinem Baby) deinen Schlaf beeinträchtigt und Störungen reduzieren kannst.

Hilfe bei abendlichem oder nächtlichem Grübeln

Oft begleitet uns Mamas der Mental Load 24 Stunden lang. Hier ein paar Tipps, wie du besser zur Ruhe kommst:

- Erkenne, wenn du grübelst: Was beschäftigt dich?
- Vermeide es, vor dem Zubettgehen zu planen.
- Nutze das expressive Schreiben, um deine Gedanken leichter loslassen zu können. Sage dir, dass du dich wichtigen Dingen später widmen wirst und dass jetzt Zeit ist, dich auszuruhen.

Positiver Tageseinstieg

- Genauso wichtig wie ein guter Tagesausklang ist es, den Tag gut zu beginnen. Der Start hat Auswirkungen darauf, wie du deinen Tag gestaltest und das Erlebte wahrnimmst.
- Auch wenn die Nacht anstrengend war, starte positiv in den Tag. Eine Morgenmeditation kann dir helfen, deine Energie zu sammeln und mit guten Gedanken deinen Tag zu beginnen.

Wenn Stress dir den Schlaf raubt

Neben der nächtlichen Betreuung von Babys und Kleinkindern ist Stress die häufigste Ursache für Schlafmangel. Für Mamas mit einem kleinen Kind ist das doppelt fatal, denn sie leiden dann einerseits unter den Schlafunterbrechungen, andererseits liegt ihr Stresslevel oft auf einem konstant hohen Niveau. Leider klappt es dann auch nicht mehr, sich im Schlaf zu erholen. Dies liegt daran, dass unser Körper nur sehr schwer in den Schlaf findet, wenn das Stresslevel tagsüber dauerhaft hoch ist. Unser Körper kann dann sozusagen nicht einfach den Schalter umlegen und vom „Stress-Modus" in den „Auflade-Modus" wechseln. Einschlafprobleme können die Folge sein, es sei denn, wir leiden an ausgeprägtem Schlafmangel. Dann kann es sein, dass wir zwar schnell einschlafen, aber unser unruhiger, gestresster Geist uns nachts weckt. Sobald das Schlafdefizit weniger wird, funktioniert das Einschlafen dann nur noch mit Mühe. Hinzu kommt, dass wir oft zu Beginn der Nacht durch das Baby oder

Kleinkind geweckt werden. In dieser Phase wird, wie du weißt, Melatonin in höchstem Maße freigesetzt. Und da es depressiogen wirkt, begünstigt es nicht nur Niedergestimmtheit, sondern auch das Gedankenkreisen. Die gute Nachricht ist, dass wir unseren Mental Load beeinflussen können. Damit du verstehst, wie gedanklicher Stress deinen Schlaf nachhaltig negativ beeinträchtigen, möchte ich dir den Teufelskreis der Insomnie vorstellen. Der Begriff Insomnie bezeichnet eine verbreitete Form der Schlaflosigkeit, die durch eine subjektive Beeinträchtigung der Schlafqualität und durch Ein- und Durchschlafstörungen bedingt ist.[63] Der Teufelskreis zeigt die negativen Konsequenzen für dein mentales und körperliches Wohlbefinden und dein Energielevel. Die Folge sind ungünstige Schlafgewohnheiten, welche langfristig die Rückkehr in einen gesunden Schlaf-Wach-Rhythmus erschweren können. Manchmal kann eine „gelernte“, nämlich angewöhnte Schlafstörung entstehen, auch wenn der Stressfaktor wegfällt. Dann erwarten wir, dass wir entweder eh

Teufelskreis der Insomnie

*Kurz-/Langschlafphasen am Tag/Abend/Wochenende sind mit Baby bzw. Kleinkind wichtig und richtig, sind aber eher ungünstig, sobald der Nachtschlaf ausreichen könnte.

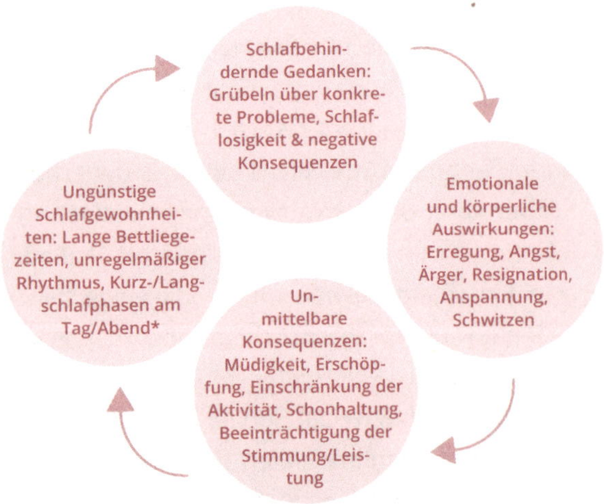

zeitnah geweckt werden, oder wir haben grundsätzlich Angst, nicht ausreichend schlafen zu können. [64]

Die gute Nachricht ist, dass es dir mithilfe von MAMA *Care* gelingen kann, aus diesem Teufelskreis auszusteigen. Dabei kannst du auf verschiedenen Ebenen ansetzen: auf kognitiver, emotionaler, körperlicher und verhaltensbezogener Ebene.

Auf kognitiver Ebene: Hier geht es darum, den gedanklichen Autopiloten auszuschalten. Damit beschäftigen wir uns in dem Kapitel über Selbstregulation. Zudem können dir die Tipps gegen Grübeleien oben in der Liste hilfreich sein.

Auf emotionaler Ebene: Im Kapitel über Selbstregulation sehen wir uns zudem an, wie du mit deinen Emotionen und den dahinterstehenden Bedürfnissen oder auch Urängsten in Kontakt kommen und diese regulieren kannst.

Auf körperlicher Ebene: Stress lässt sich durch das Auslösen der Entspannungsantwort abmildern. Du kannst aus den Übungen im gesamten Buch auswählen und sie für dich als nächtliche MiMis verkürzen bzw. anpassen.

Auf Verhaltensebene: Ungesunde Schlafgewohnheiten entstehen meist aus der Verzweiflung darüber, nicht ausreichend Schlaf zu bekommen. Indem du lernst, deinen Schlaf auf den oben genannten Ebenen zu verbessern, wirst du nach und nach wieder einen regelmäßigeren Schlaf-Wach-Rhythmus etablieren können.

Deine Toolbox

- MAMA-Care-Schlaffragebogen
- Abend-/Morgenmeditation für Mamas
- MiMis als Einschlafhilfe
- Dein MAMA-Care-Schlafvertrag

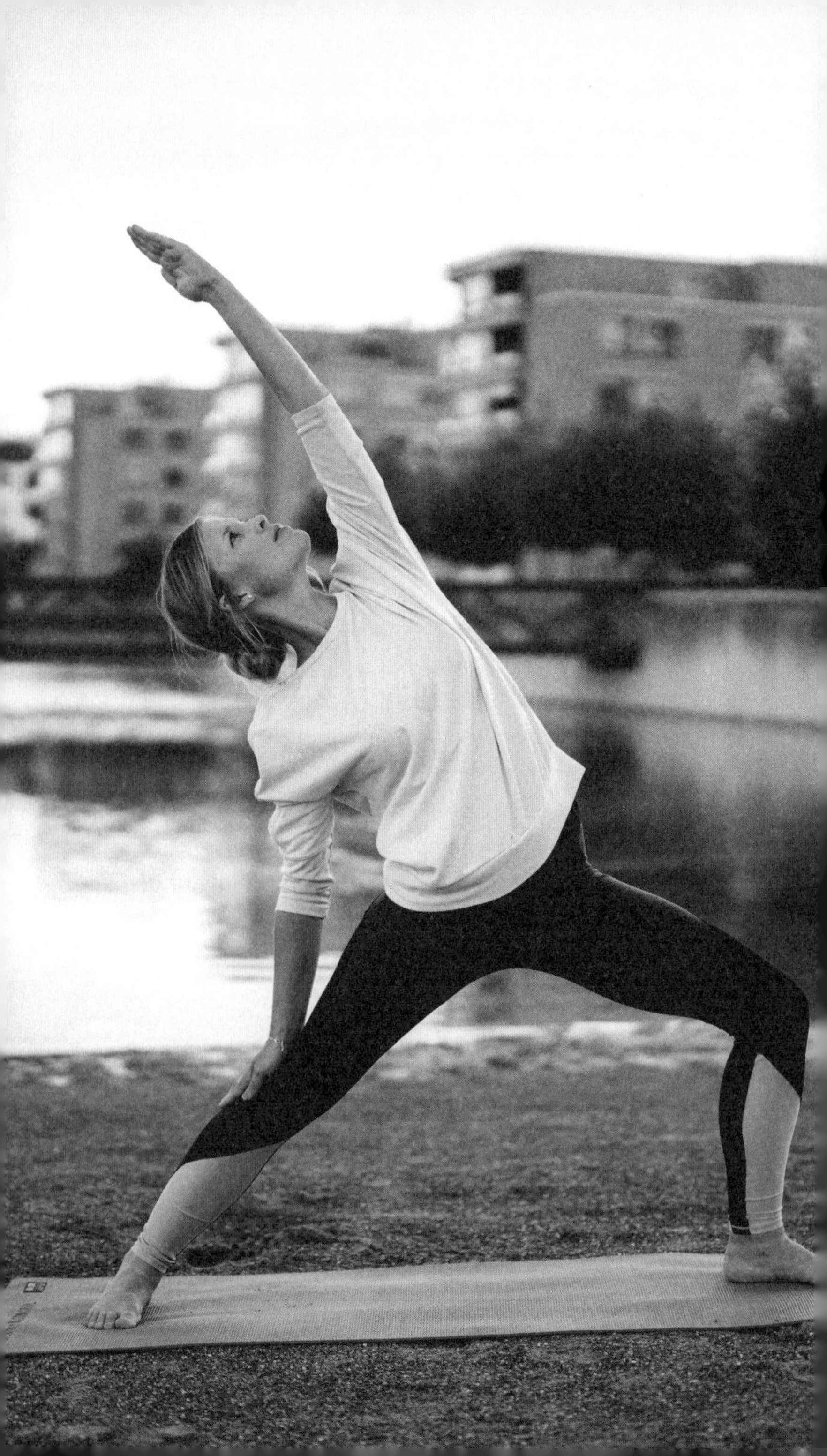

Find your Flow!

MAMA *Care* & DEINE BEWEGUNG

Heutzutage wissen wir, wie wichtig tägliche Bewegung für unsere Gesundheit ist. Allerdings ist unsere Wahrnehmung von Sport und Bewegung stark geprägt von den Bildern, die in den Medien transportiert werden. Dort wird suggeriert, dass jede Frau zum Supermodell werden kann, wenn sie sich nur an einen strengen Ernährungs- und Trainingsplan hält. Slogans wie „Gesund ist das neue sexy“ oder „Wenn du schön und fit bist, bist du glücklich“ erzeugen die Vorstellung, dass Bewegung dazu dient, den Körper nach einem Idealbild zu formen, das unsere Umwelt vorgibt. Sport, Bewegung und Disziplin sowie ein Streben nach Selbstoptimierung kombiniert mit dem Machbarkeitswahn der heutigen Zeit scheinen unverzichtbar für Schönheit, Attraktivität und Glück. Auch vor Mamas macht dieser Trend keinen Halt. Werdenden Müttern wird vermittelt, dass sie auch in der Schwangerschaft fit bleiben und danach so schnell wie möglich wieder alle Pfunde verlieren müssen. Das setzt Mamas nicht nur enorm unter Druck, sondern kann ihnen auch die Lust an der Bewegung nehmen. Bewegung ist eigentlich eine Aktivität, bei der wir unseren Körper, der das Haus unserer Seele ist und bei uns Mamas geradezu wahre Wunder vollbringt, bewusst spüren können.

Vom natürlichen Bedürfnis zum To-do

Für frischgebackene Mamas, aber auch später, ist und bleibt es eine große Herausforderung, sich die Zeit für Regeneration und Bewegung zu nehmen. Deshalb ist Bewegung ein ganz wichtiger Teil deiner MAMA *Care*. Wenn wir körperliche Aktivität aber vorwiegend mit dem ungesunden Bestreben verknüpfen, schön und attraktiv zu sein, erzeugt das jedoch eher Stress statt Freude oder Erholung.

Deshalb lade ich dich ein, dir wieder vor Augen zu führen, dass Bewegung ein natürliches Körperbedürfnis ist, das uns Wohlbefinden und Spaß schenken kann. So wie wir es bei unseren Kindern beobachten können, die von Beginn an eine intrinsische Motivation haben, sich frei von jeglichen Absichten so viel wie möglich zu bewegen. Auch wir können uns diese Unbeschwertheit, die Freude und die tiefe Verbundenheit mit dem eigenen Körper und seinen natürlichen Bedürfnissen zurückerobern und Bewegung schrittweise mehr in unseren Mama-Alltag integrieren. Dabei können wir Bewegung wieder als ein natürliches Bedürfnis wahrnehmen, welches uns schon vor Jahrtausenden dazu diente, Nahrung zu beschaffen, uns in Sicherheit zu begeben und uns fortzubewegen. So ist es für unseren Organismus und seine Prozesse lebensnotwendig, dass wir uns – auf welche Art und Weise auch immer – bewegen, um ausgeglichen und gut gelaunt zu bleiben. Säuglinge haben den starken Willen zu krabbeln, sich hochzuziehen und schließlich zu laufen. Kleinkinder können oft keine 15 Minuten am Tisch sitzen, Schulkinder toben in der Pause, um überschüssige Energie loszuwerden. Manchmal bleibt dieses Bedürfnis noch bis in die Jugend erhalten, manchmal ändert sich jedoch schon während der Adoleszenz unsere Motivation, uns zu bewegen. Das liegt unter anderem an dem zunehmenden Einfluss der Medien, einem vollen Alltag oder anderen Interessensverschiebungen. Kommen wir ins junge Erwachsenenalter, ist Bewegung oft bereits kein natürliches „Must-have" mehr, sondern entweder ein To-do, das wir versuchen, in unseren stressigen Alltag zu zwängen, oder es fällt schlichtweg hinten runter. Manchmal bleibt es ein „Must-have", dann aber nicht aus einem natürlichen Bedürfnis heraus, sondern aus der unter jungen Frauen verbreiteten Motivation, durch Sport fitter, attraktiver und anerkannter zu werden.

Was bedeutet Bewegung und Sport für dich?

- Bewegst du dich gerne oder ist Bewegung für dich ein lästiges To-do?
- Hast du als Kind/Jugendliche gerne Sport gemacht oder eine Lieblingssportart gehabt?
- Wie hast du dich gefühlt, als du dich zum letzten Mal bewegt hast?

Wie kann uns Bewegung gesund halten?

Da unser Körper und unser Geist untrennbar miteinander verbunden sind, sind auch die positiven Effekte von Bewegung gleichsam auf der körperlichen, mentalen und emotionalen Ebene wirksam. Allen voran stehen die Auswirkungen auf unseren Körper wie Kräftigung, Stärkung, Dehnung und der Erhalt sowie die Förderung der Flexibilität unserer Muskulatur und unseres Skeletts. Hinzu kommen die Verbesserung unserer Ausdauer, die Gesundhaltung unseres Herz-Kreislaufsystems und die Anregung unseres Stoffwechsels sowie unserer Verdauung. Doch Bewegung kann noch so viel mehr! Bewegung wirkt wie ein natürliches Antidepressivum und macht uns entspannter und glücklicher, denn zum einen setzt unser Körper bei regelmäßiger aktiver Betätigung die Glückshormone Dopamin und Serotonin sowie Endorphine frei. Während der Dopaminspiegel nach der körperlichen Aktivität nach und nach wieder abfällt, steigt der unseres Wohlfühlhormons Serotonin an, welches an der Steuerung des Schlaf-Wach-Rhythmus, der Körpertemperatur und unseres Appetits beteiligt ist und unsere Schmerzsensibilität reduzieren kann. Serotonin schenkt uns das Gefühl der tiefen Zufriedenheit nach körperlicher Betätigung. So reichen schon 20 Minuten aktives Laufen aus, dass wir dieses empfinden können. Das Faszinierende ist, dass dieses Glücksgefühl auch langfristig anhält, denn die Konzentration von Serotonin und Dopamin erhöht sich bei regelmäßiger Bewegung dauerhaft in verschiedenen Gehirnregionen. [65]

Zum anderen wirkt Bewegung als ein wahrer Stresspuffer, denn die zuvor genannten Glückshormone neutralisieren unsere Stresshormone nicht nur, sondern unser Körper schüttet während körperlicher Aktivierung Stresshormone wie Adrenalin, Noradrenalin und Cortisol aus. Bewegen wir uns regelmäßig, hat dies einen nachhaltigen Effekt auf unseren Körper: Er setzt bei wiederholter Belastung weniger dieser Hormone frei, und zwar nicht nur bei sportlicher Aktivität, sondern auch im Alltag, am Arbeitsplatz oder mit den Kindern. Insgesamt senkt Bewegung bzw. Sport also deinen Cortisolspiegel und verbessert die hormonelle Stressregulation und somit deine Resilienz.

Bewegung wirkt sich auch positiv auf unseren Schlaf aus, insbesondere dann, wenn sie im Freien stattfindet. Du siehst, es kommt gar nicht so sehr darauf an, einmal pro Woche ein stundenlanges Fitnessprogramm zu absolvieren, sondern vielmehr sind es regelmäßige, am besten tägliche, kurze Bewegungseinheiten, die dich gesund halten – ganz im Einklang mit deiner MAMA *Care*. Doch wir sind immer noch nicht am Ende, was die natürlichen Vorteile von Bewegung anbelangt: Das Gehirn von uns Mamas ist durch das hohe Maß an Umstrukturierungen und neuen Anforderungen aufs Äußerste gefordert. Durch Bewegung wird nicht nur der Stoffwechsel unserer Muskulatur und Organe angeregt, sondern auch der in unserem Gehirn. Außerdem gibt es Hinweise darauf, dass Sport die Neubildung und Verknüpfung von Nervenzellen begünstigt, was uns geistig flexibel und aufnahmefähiger macht.

Bewegung hilft uns zudem, unsere Wahrnehmung auf unseren Körper zu lenken. Indem wir spüren, wie sich unsere Muskulatur an- und wieder entspannt, unser Herz schlägt, der Atem schneller fließt oder der Untergrund unsere Füße oder unseren Körper berührt, kommen wir in Kontakt mit unserem Körper und seinen Fähigkeiten. Das stärkt auch unsere Selbstwirksamkeitserwartung, unser Selbstvertrauen und wirkt unserem gedanklichen Autopiloten entgegen. So macht Bewegung tatsächlich glücklicher, aber auf einer viel tieferen, ganzheitlichen Ebene und nicht, indem sie uns zu einem Supermodell macht.

MAMA *Care* in Motion: Wie viel Bewegung brauchst du?

Wollen wir unseren Körper durch Bewegung kräftigen, flexibel halten und unsere Ausdauer fördern, so braucht es kein rigides Sportprogramm. Du kannst vielmehr aus einer Vielzahl an Bewegungsformen diejenigen auswählen, die genau diese Aspekte bedienen. Grundlegend für einen nachhaltigen Effekt sind jedoch auch hier Regelmäßigkeit, Vielfalt und Individualität. Das bedeutet, dass du eine oder besser mehrere Sport- oder Bewegungsarten findest, die dir Freude machen, guttun und deinem Leistungsniveau entsprechen und dich nicht zusätzlich stressen. Vielleicht hilft es dir zu erfahren, wie ich abwechslungsreiche Bewegung in meinen Alltag integriere.

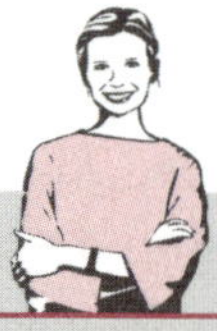

Personal Message von Miriam

Als Mama und Ärztin möchte ich beweglich, aber auch ausdauernd und stark sein, um meine Aufgaben leicht und ohne Schmerzen erfüllen zu können. Ich versuche, meinen Körper mehrmals pro Woche zu dehnen, durchzubewegen und zu kräftigen. Das bedeutet: 10–15 Minuten Yoga (morgens), 10–15 Minuten leichtes Krafttraining und regelmäßiges Joggen, Schwimmen oder Rad fahren. Ich versuche, alle drei Komponenten regelmäßig abzudecken, je nach Wetter, Zeit und Familienplänen mehrmals pro Woche. So fühle ich mich gestärkt und habe weniger Rückenschmerzen.

Gerade in den ersten 1 000 Tagen darfst du nachsichtig, geduldig und achtsam mit dir sein und zuversichtlich bleiben, dass du bald wieder mehr Freiraum, Zeit und Energie für Bewegung haben wirst. In der Schwangerschaft sind es vielleicht pränatales Yoga, Spaziergänge, Schwimmen oder Tanzen, die deinem Körper guttun. Nach der Geburt fängst du vielleicht mit Rückbildungsgymnastik, später postnatalem Yoga und leichten Bewegungsformen wie Laufen oder Rad fahren an, die du allein oder auch gemeinsam mit deinem Kind machen kannst. Nach und nach darfst du herausfinden, welche Art der Bewegung dich glücklich macht und welches Level angemessen ist, oder du führst den Sport fort, den du vor der Schwangerschaft gemacht hast. Wichtig ist, dass du Spaß hast und dass es kein To-do wird, sondern eine Auszeit bleibt. Nur dann wirst du die positiven Effekte spüren können. Diese kannst du verstärken, indem du dir nach einer Phase von vermehrter Aktivität auch eine kurze Entspannungsphase gönnst, denn der Wechsel zwischen An- und Entspannung hilft deinem Nervensystem, sich zu regulieren. Auch ich gönne meinem Körper nach jeder kleinen Yogaeinheit Savasana, die kurze Entspannungsphase am Ende einer Yogapraxis. Außerdem wird es umso leichter sein, dich auch nach einer anstrengenden Nacht oder einem chaotischen Tag zu einer bewegten Auszeit zu motivieren, wenn du mit deiner Lieblingsbewegungsform angenehme Gefühle verbindest und sie nicht eine weitere Pflicht ist.

Bewegung in deinem Mama-Alltag

- Welche Bewegungsform hast du zuletzt ausgeübt, die dir Freude gemacht hat?
- Welche Aktivitäten kannst du momentan mit oder ohne Kind gut in deinen Alltag integrieren?
- Was könntest du tun, um deine Beweglichkeit, Flexibilität und Kraft nach und nach zu fördern?
- Gibt es Hindernisse oder negative Gedanken bzw. Glaubenssätze zum Thema Bewegung („Ich bin unsportlich")?
- Wie könntest du dir (mehr) Zeit für deine Bewegung einräumen?
- Wie oft in der Woche möchtest du dich gern bewegen?
- Mit wem möchtest du dich bewegen?
- Nun definiere dir drei SMARTE Ziele.

Auch hier helfen uns unrealistische Ziele oder überhöhte Erwartungen nicht weiter. Deswegen darfst du erst einmal dein Mindset zum Thema Bewegung liebevoll ausrichten und dir dann SMARTE Ziele setzen. Überfordere dich nicht, steigere dein Pensum nur dann, wenn es sich für dich angemessen anfühlt und vor allem beachte, dass der Energiehaushalt deines Körpers von Tag zu Tag schwanken kann. Auch ich kenne die ersten Schwangerschaftswochen, in denen einen eine bleierne Müdigkeit und Übelkeit plagt, oder Tage mit beruflichem Stress und einem übermüdeten, quengeligen Kleinkind, welches abends nicht in den Schlaf findet. An solchen Tagen ist es völlig okay, wenn du dich ausruhst und einfach keine Zeit für Bewegung bleibt.

Dazu darfst die Vorstellung ablegen, dass Bewegung nur in Form von „Sport" realisierbar ist. Stattdessen ist deine Kreativität gefragt: Wann kannst du eine Strecke zu Fuß oder mit dem Rad zurücklegen? Kannst du den Mittagsschlaf deines Kindes für einen Spaziergang mit Kinderwagen nutzen? Hast du Lust, auf dem Spielplatz Fangen zu spielen? Wie wäre es mit einer halben Stunde Tanzen zu euren Lieblingsliedern? Lass hierbei alle Hemmungen los, denn sogar der Faszienforscher Robert Schleip ist der Meinung, dass wir am beweglichsten bleiben, wenn wir uns wie unsere Kinder in alle Richtungen bewegen, hüpfen, tanzen und dabei elastische Bewegungen machen, wie zum Beispiel Seilspringen.

Grundprinzipien von Bewegung im Mama-Alltag

- Bewegung soll Spaß machen!
- Ein bisschen Bewegung am Tag ist besser als gar keine Bewegung.

- Bewegung ist kein Luxus, du darfst sie bewusst priorisieren, um gesund zu bleiben.
- Erachte Bewegung als Auszeit, sie dient deiner Erholung und Regeneration.
- Habe Geduld. Wenn es nicht klappt, klappt es später.
- So viel, wie du schaffst, ist gut. Wähle SMARTE Ziele.
- Wenn du dich eh schon sehr viel bewegen musst, um deinen Familienalltag zu stemmen, dann darfst du dich erholen.
- Mache es dir einfach und integriere Bewegung in deinen Familienalltag (gehe zum Beispiel viel zu Fuß).
- Beziehe dein Kind mit ein, verabrede dich mit Freunden/anderen Mamas oder versuche, mit deinem Partner kleine Bewegungseinheiten in den Alltag einzubauen.

Bewegte MiMis im Familienalltag

Befindest du dich gerade in einer Phase deiner Mutterschaft, in der du dich in der letzten Zeit wenig bis gar nicht bewegt hast, so möchte ich dir mit den bewegten MiMis (Mindful Minutes) eine kleine Einstiegshilfe bieten. Sie können dir helfen, wieder einen Zugang zu deinem Körper zu bekommen und erst einmal zu spüren, wozu dein Körper derzeit überhaupt in der Lage ist, ohne dich dabei zu überfordern. Vielleicht hast du auch mehrere Kinder zu versorgen, musst den Haushalt allein managen oder arbeitest neben der Kinderbetreuung, sodass du die wenigen Minuten oder die Stunde, die du für dich hast, für andere Dinge nutzen möchtest. Dann sind die bewegten MiMis ebenso hilfreich, da du ihre Länge zwischen ein bis zehn Minuten variieren und sie mit oder ohne Kind gestalten kannst. Falls du dich bei der Arbeit oder im Familienalltag eh schon viel bewegen musst, können dir bewegte MiMis als Achtsamkeitsübung helfen, mit deinem Körper in Kontakt zu kommen, dich zu erden und zu zentrieren. Eine MiMi wird dann zu einer achtsamkeitsbasierten Bewegung, wenn du versuchst, sie bewusst wahrzunehmen und im Moment präsent zu sein. Spüre in deinen Körper hinein: Wie reagiert er auf die Bewegung? Fühlst du deinen Herzschlag oder Puls intensiver? Wird dein Atem schneller? Durchströmt eine angenehme Wärme deinen Körper? Spannt sich die Muskulatur an? Du kannst auch versuchen, deine Bewegungen mit deinem Atem zu verbinden. Versuche dies aber nur, wenn es dich nicht überfordert, weil zum Beispiel dein Kind anwesend ist oder du nebenher eine andere Aufgabe erledigst, die das nicht zulässt. Lass dich durch folgende Übersicht inspirieren und schaue einfach, ob du eine passende MiMi findest, mit der du heute oder morgen starten magst.

Bewegte MiMis

Mit Kind:

- Schaukeln/Wiegen deines Babys auf dem Arm, atme dabei bewusst bei jeder Hin- und Her-Bewegung ein und wieder aus.
- Singe deinem Baby etwas vor und bewege dich dazu im Raum oder mache ein kleines Tänzchen.
- Nutze einen Spaziergang mit Kinderwagen für: bewusste Wahrnehmung von deinem Herzschlag, deiner Atmung, deiner Muskulatur und auch deiner Umgebung.
- Spielen mit Kind auf dem Spielplatz und dabei ganz in eine Geschichte eintauchen (Räuber, Piraten, Safari, Baustelle)
- Kinderaktivitäten mitmachen: seilspringen, klettern, schaukeln, fangen, Verstecken spielen, hüpfen, tanzen etc.
- Bewegungsspiele einbauen: Pantomime, Lieder und Verse mit Bewegung kombinieren, Geschichte vorlesen und nachspielen.

Ohne Kind:

- Vor dem Aufstehen strecken, alle vier Extremitäten mehrmals an- und wieder entspannen, aktivierende Übungen machen.
- Vor dem Schlafengehen sanfte Bewegungen in beliebiger Anzahl, wie leichte Yoga-MiMis.
- Rad fahren und Synchronisierung von Bewegung und Atmung, Wahrnehmung der Körperreaktionen oder der Umgebung.
- Haushaltsaufgaben erledigen (kochen, Wäsche aufhängen) und dabei bewusst atmen, auf achtsame Bewegungen achten.
- Achtsamkeitsbasierte MiMis:
  Wenn du gerade sehr in Hektik bist, versuche, dich wieder ...
  - ... zu zentrieren: Herzschlag und Atmung bewusst wahrnehmen und imaginär Kontakt zu deiner Körpermitte aufnehmen und dir in Gedanken sagen: „Ich bin bei mir."
  - ... zu erden: Bei einer stehenden Tätigkeit bewusst auf den Untergrund, die Fußsohlen oder den Beckenboden konzentrieren und das Gefühl der Schwerkraft und Schwere wahrnehmen.

Du wirst merken, wie sich mit etwas Übung dein Erleben dieser alltäglichen Tätigkeiten verändert. Verpflichtungen können sich mit der Zeit so angenehmer und leichter anfühlen. Aktivitäten mit deinen Kindern kannst du so außerdem intensiver erleben und genießen. In Stresssituationen kannst du bei dir bleiben und schneller wieder in die Entspannung finden.

Yoga und achtsamkeitsbasierte Bewegung

Es gibt Bewegungsformen, die besonders effektiv dein Körperbewusstsein bzw. deine Selbstwahrnehmung und das Fokussieren deiner Aufmerksamkeit stärken können. Dies ist die Gruppe der achtsamkeitsbasierten Bewegungsformen, welche auch als „Meditation in Motion" (Deutsch: Meditation in Bewegung) beschrieben werden. Zu dieser Gruppe gehören neben Yoga auch Tai Chi und Qi Gong. Aktivitäten wie Joggen, Schwimmen, Tanzen, Rad fahren oder auch Krafttraining können eine derartige Wirkung auch entfalten, wenn sie achtsam ausgeführt werden. Das bedeutet: mit besonderer Aufmerksamkeit auf die inneren Körperprozesse, auf die mentalen Veränderungen und wenn sie in einem gewissen Rhythmus mit dem Atem verbunden werden. Ich möchte mit dir gemeinsam eine dieser Bewegungsformen genauer anschauen, und zwar Yoga, da es vielen Frauen bekannt und zugänglich und für mich selbst ein wunderbarer Ausgleich ist. Ich möchte dir näherbringen, wie die verschiedenen Komponenten des Yoga so zusammenwirken, dass sie dir einen Raum bieten, deinen Körper zu spüren und deinen Geist zu beruhigen und gleichzeitig deine Beweglichkeit, Stabilität und Kraft unterstützen. Da wir als Mamas häufig im „Funktionsmodus" sind, kann es schwerfallen, zur Ruhe zu kommen und zum Beispiel einfach nur zu sitzen. Ich kenne dieses Gefühl sehr gut und habe für mich mit Yoga einen Weg gefunden, der mich durch Bewegung in die Ruhe bringt.

Ich möchte dich einladen, Yoga einfach einmal auszuprobieren. Falls es dir nicht liegt, bedenke bitte, dass du im Alltag natürlich jede für dich zugängliche Bewegungsform nutzen kannst. Yoga ist nur eine Form der achtsamkeitsbasierten Bewegung, es muss aber nicht die Bewegungsform sein, die für dich am zugänglichsten ist.

Yoga für Mamas: Balsam für Körper, Geist und Seele

Obwohl heute sehr viele Frauen Yoga machen, wissen die wenigsten, dass Yoga mehr als nur eine sanfte Sportart ist, die aus Körperübungen besteht. Das Wort „Yoga" bedeutet nach der alten indischen Sprache Sanskrit „Einheit" oder auch „Verbindung". Yoga verbindet durch verschiedene Komponenten

Geist und Körper, sodass wir mit uns selbst in Kontakt kommen. Doch die vereinende Wirkung des Yoga kann auch über unsere eigene Person hinausgehen, zum Beispiel immer dann, wenn wir gemeinsam Yoga praktizieren. Beziehst du dein Baby oder dein Kind mit in deine Yogapraxis ein, so kann es zu einer sehr wertvollen Erfahrung werden, sich auch bewusst mit dem Körper und dem Geist deines Kindes zu verbinden. Um die Kraft des Yoga wirklich nutzen zu können, wollen wir gemeinsam verstehen, wie die einzelnen Komponenten des Yoga zusammenwirken.

10 Gründe, warum Yoga deine Gesundheit stärken kann [66]

- Weiblicher Hormonhaushalt & Stress
  Stress kann das weibliche Hormonsystem aus dem Gleichgewicht bringen und körperliche und emotionale Symptome bedingen. Yoga hilft dir, zu entspannen und das Stresslevel niedrig zu halten, sodass deine Hormone in Balance bleiben.
- Nach einer Schwangerschaft & im Mama-Alltag
  Viele Frauen erleben ihren Körper während oder nach einer Schwangerschaft anders als zuvor. Yoga hilft dir dabei, dich in die Veränderungen des Körpers hineinzuentspannen und nach der Geburt wieder deine Mitte und deine Kraft zu finden.
- Stress & Atmung
  Wenn wir gestresst sind, atmen wir flach und oberflächlich. Dieses Atemmuster kann zur Gewohnheit werden und dein Wohlbefinden beeinträchtigen. Yoga kann dich dabei unterstützen, wieder effizienter und tiefer zu atmen.
- Mental Load: Das Chaos im Kopf
  Viele Mamas müssen mehrere Aufgaben miteinander vereinbaren, was oft eine enorme geistige Last entstehen lässt, die Energie raubt. Durch Yoga kannst du deinen Geist bewusst zur Ruhe kommen lassen. So kannst du wieder klarer denken, leichter Entschei-

dungen treffen, SMARTER priorisieren und Probleme lösen.

- Yoga als persönliche Auszeit & Routine
  In einem Leben voller To-dos und Herausforderungen bleibt oft kaum Zeit für Selbstfürsorge. Integrierst du Yoga regelmäßig in deinen Mama-Alltag, kann es dir gelingen, deine ganz individuelle Praxis zu finden. Yoga wird dann zu einer Ressource, auf die du in hektischen Zeiten immer zurückgreifen kannst.
- Kinder sind ehrlich, Emotionen auch!
  Unsere Kinder sagen uns ins Gesicht, was sie denken. Das triggert oft alte Gefühle und Wunden, die uns schnell überrollen können. Yoga schafft einen geschützten Rahmen, in dem du dein Inneres liebevoll erkunden und alte Muster erkennen und loslassen darfst.
- Bei Auseinandersetzungen & Diskussionen
  Gerade wenn dich dein Kind und dein Beruf sehr fordern oder dein/e Partner/in viel arbeitet, kann es zu Streit, Missverständnissen oder Schuldzuweisungen kommen. Gegenseitige Empathie und Geduld sind in hohem Maße gefordert. Yoga hilft, aus einer ruhigen Haltung heraus eine neue Perspektive einzunehmen.
- Vom „Human doing" zum „Human being"
  Oft fokussieren wir uns als Mamas sehr darauf, was wir alles schaffen oder erreichen müssten, anstatt uns zu fragen, wie wir eigentlich sein und leben wollen. Yoga schenkt uns Zeit, aus dem Funktionsmodus des „Mamsterrads" auszusteigen und wieder zum „human being" zu werden: da sein, spüren, uns selbst begegnen.
- Du bist nicht allein! – Verbundenheit
  Yoga steht auch für Einheit. Oft fühlen wir uns als Mama sehr einsam und sehnen uns nach Verbundenheit. In einer Yoga-Gruppe online oder offline dürfen wir Verbundenheit erfahren und uns darauf besinnen, dass wir Teil einer Gemeinschaft sind. Es gibt viele Mamas, die gerade dasselbe erleben und empfinden wie du.
- Loslassen & Akzeptieren
  Yoga kann dir helfen, herausfordernde Lebensphasen mit deinem Kind und Lösungsprozesse anzunehmen. Im Yoga wird das Prinzip des „Non-Attachments" als sehr wichtig erachtet: sich nicht an etwas zu klammern, sondern sich in Gleichmut zu üben.

Humanwissenschaften beschreiben die Yogapraxis als einen komplexen Impuls mit unspezifische Wirkungen (auf den ganzen Organismus) und spezifischen Wirkungen (auf einzelne Systeme im Körper). Du siehst, Yoga ist nicht nur ein leichtes Workout für Frauen, das gut für die Figur ist! Yoga fördert einen gesunden Lebensstil und ein gesundes Mindset und hält sowohl deinen Körper als auch deinen Geist flexibel. Es beeinflusst viele Bereiche deiner Gesundheit und deines Mama-Alltags positiv.

Die Elemente des Yoga

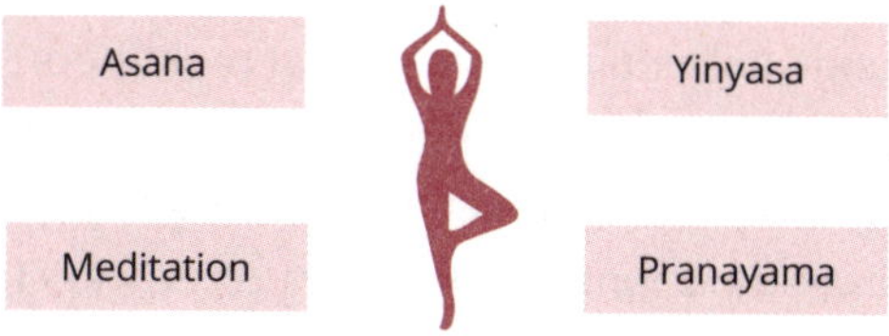

Yoga wird durch die Elemente Pranayama (Atemübungen), Asana (Körperbewegungen), Meditation (Schulung von Konzentration und Aufmerksamkeit), Vinyasa (Synchronisation von Bewegung mit der Atmung) zu einer ganzheitlichen Bewegungsform. Diese einzigartigen Elemente des Yoga wirken synergistisch und vermögen erst in ihrer Gesamtheit, den Prozess unserer Selbstregulation anzustoßen.

Die Wiederholung von individuellen Asanas, die für deinen Körper angenehm und zugänglich sind, kann dir in Verbindung mit dem Atem zu mehr Flexibilität, körperlichem Wohlbefinden und Entspannung verhelfen. Hierdurch ermöglichst du deinem Geist die Fähigkeit zur Meditation, welche durch eine Förderung von Aufmerksamkeit und Konzentration auf vielfache Weise deine körperliche und emotionale Gesundheit und deine kognitive Leistungsfähigkeit stärken kann.

Gerade die Zeit vor und die nach der Geburt sind für uns Mamas sehr sensible Umbruchphasen, in denen uns Yoga besonders unterstützen kann, unsere Selbstwirksamkeit und unser Selbstvertrauen zu stärken – und hiervon profitiert am Ende auch unser Kind! Pränatales und postnatales Yoga können durch gezielt ausgewählte Übungen zur Kräftigung, Entspannung, Rückbildung und Integration von körperlichen und seelischen Veränderungen beitragen. Somit ist Yoga eine wunderbare Ergänzung zur Geburtsvorbereitung und zur Rückbildungsgymnastik und bleibt ein Leben lang eine wichtige gesundheitsfördernde Ressource für Mamas. Vielleicht bekommst du – inspiriert durch dieses Buch – Lust, an einer Yoga-Gruppenstunde teilzunehmen. Ich selbst praktiziere sehr gerne Yoga-Flows, die speziell für Mamas konzipiert wurden, die unsere weiblichen Qualitäten stärken und unsere weibliche Physiologie, Anatomie und innere Erlebniswelt berücksichtigen und ansprechen. Daher können für Mamas angepasste Yoga-Flows („MAMA *Care* Yoga") ein wichtiger Bestandteil deiner MAMA *Care* werden.

Ich möchte dich an dieser Stelle einladen, mit mir auf die Matte zu kommen und zum Kennenlernen einen Yogaflow mit mir zu üben, den ich sehr gerne mit Müttern praktiziere. Bevor wir loslegen, gebe ich dir ein paar Anregungen zum Üben mit.

Yoga-Tipps für dein MAMA *Care* Yoga

- Wichtig ist, dass du dir für die einzelnen Asanas und die Flows Zeit nimmst und die Körperhaltungen in Ruhe einnimmst. Nur so kannst du eine für dich bequeme Art der Ausführung finden.
- Gelingt dir das gut, versuche, die einzelnen Haltungen (Asanas) zu verbinden und den Atem mit der Bewegung zu synchronisieren. Mit jeder Einatmung bereitest du zum Beispiel eine Asana vor, indem du

eine Körperhaltung einnimmst oder eine Bewegung ausführst (z. B. Brustkorb aufrichten und Blick heben oder Arm heben), also in die Anspannung gehst. Und mit jeder Ausatmung begibst du dich dann in die jeweilige Asana (Vorbeuge), in der du dich wieder entspannst und einen Atemzug verweilen kannst.

- Versuche, regelmäßig zu üben, kurze Einheiten von 10–15 Minuten täglich oder alle zwei Tage sind hier effektiver, als einmal pro Woche eine halbe Stunde zu üben.
- Suche dir ein paar Asanas oder Flows aus, die dir guttun. Beachte dabei, dass eine Asana immer auch einen Ausgleich benötigt, das bedeutet, dass auf eine Übung, die dich viel Kraft und Anspannung gekostet hat, eine entspannende Übung folgen sollte. So entstehen keine Spannungen oder einseitige Belastungen.
- Vermeide es, Übungen einfach nachzuturnen, sondern spüre stets hinein, ob sich die Asana gut anfühlt oder Schmerzen auslöst. Modifikationen der Asanas können hier zugänglicher für dich sein.
- Bevor du Yoga übst, wärme deinen Körper und deine Gelenke auf, zum Beispiel indem du mit den Hand-, Fußgelenken und den Schultern kreist, deine Hände öffnest und schließt etc.
- Am besten, du praktizierst auf einer Yogamatte, auf der deine Füße nicht wegrutschen, für den Beginn reicht auch ein Teppich oder eine Decke. Zu empfehlen ist auch ein festes Kissen und eine Decke für die sitzende und liegende Haltung am Anfang und die Endentspannung.
- Sei stets achtsam, mache Pausen und übe nur die Asanas, die dir guttun! Habe Geduld mit dir, Yoga ist ein Weg und ein Prozess, bei dem es nicht darum geht, dass du die einzelnen Übungen sofort perfekt beherrschst, sondern in einen „Flow“ aus Bewegung, Atmung und Konzentration kommst.

Mama Beginner`s Flow

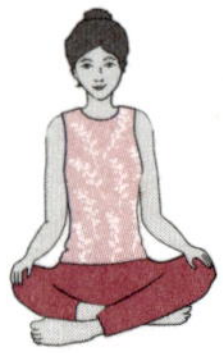

Umfang & Dauer:
11 Asanas (ca. 17 Minuten)

Wiederholungen der einzelnen Asanas sind in der Anleitung angegeben. Falls du weniger Zeit hast, kannst du die Anzahl der Wiederholungen reduzieren. Unten siehst du eine Übersicht des gesamten Flows, im Anschluss erkläre ich dir jede Asana Schritt für Schritt.

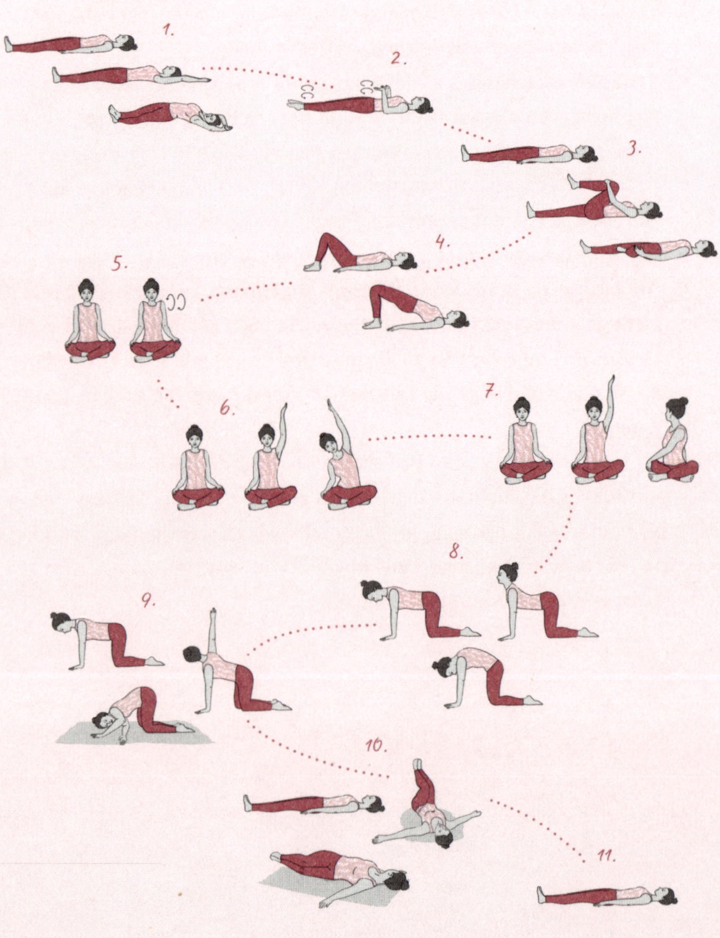

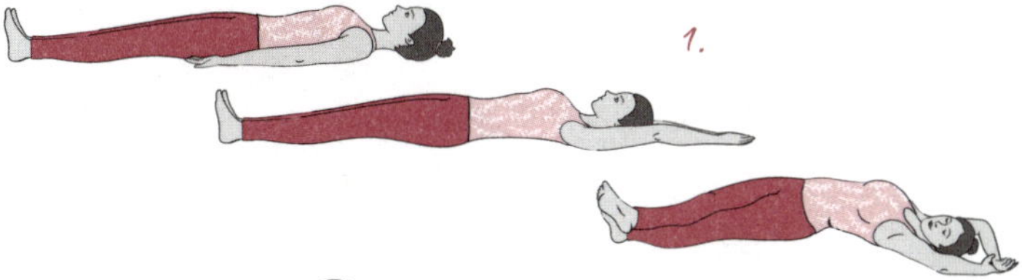

1.

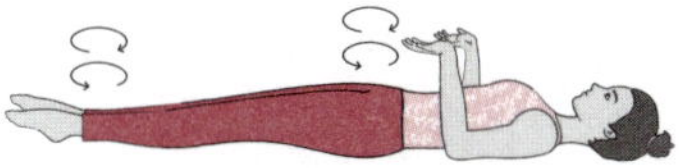

2.

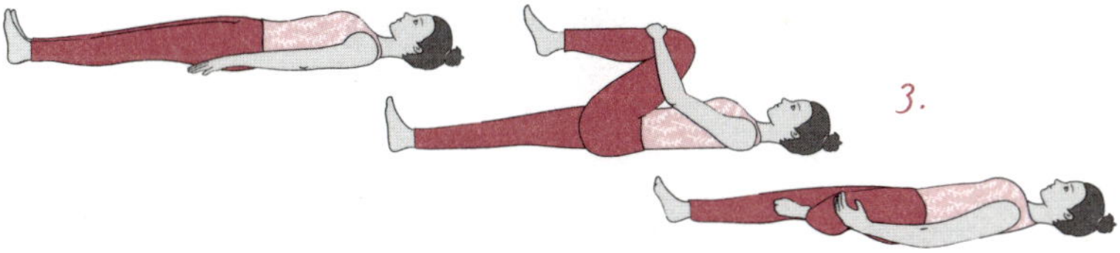

3.

1. Savasana & Liegende Banane (3x pro Seite)

Beginne im Liegen. Lege die Arme ausgestreckt und entspannt neben dem Körper ab. Die Handflächen zeigen nach oben. Nimm 5–10 tiefe Atemzüge.

Mit der nächsten Einatmung hebst du die Arme über die Seiten nach oben über deinen Kopf, verschränkst deine Hände ineinander und führst die Arme mit der nächsten Ausatmung sanft auf die linke Seite. Die Füße, welche nebeneinander liegen, folgen ebenfalls auf die linke Seite, sodass dein Körper wie ein liegender Halbmond oder eben eine liegende Banane aussieht. Spüre die Dehnung der seitlichen Bauchmuskulatur und der Zwischenrippenmuskulatur und atme tief in diese Region hinein. Verweile in dieser Position für 5 Atemzüge.

Kehre mit der nächsten Einatmung wieder zur Neutralposition zurück. Mache nun dieselbe Bewegung zur rechten Seite.

2. Mobilisierung von Hand- und Fußgelenken

Bleibe in entspannter, liegender Position und winkle nun deine Arme an. Beginne, für 10 Atemzüge mit deinen beiden Handgelenken im Uhrzeigersinn und dann gegen den Uhrzeigersinn zu kreisen. Lege die Arme mit den Handflächen nach unten zeigend dann wieder neben dem Körper ab. Beginne nun, mit beiden Fußgelenken für 10 Atemzüge im Uhrzeigersinn und dann gegen den Uhrzeigersinn zu kreisen.

3. Mobilisierung und Öffnung der Hüftgelenke (3x pro Seite)

Aus der liegenden Position ziehe mit der nächsten Einatmung das linke Bein angewinkelt zu dir heran und umfasse dein linkes Knie mit deiner linken Hand. Beginne mit der nächsten Ausatmung, im Hüftgelenk für 10 Atemzüge erst im Uhrzeigersinn und dann gegen den Uhrzeigersinn zu kreisen. Atme dabei ruhig ein und wieder aus.

4.

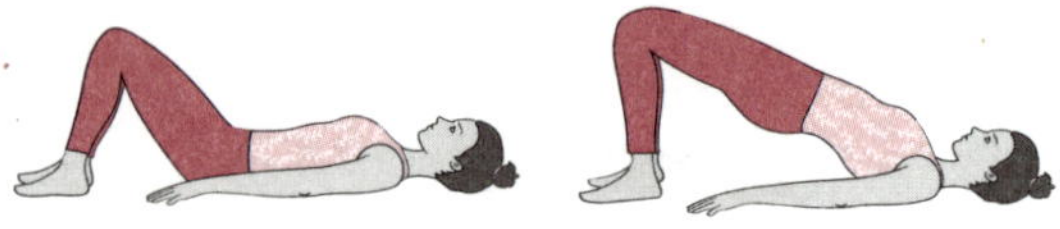

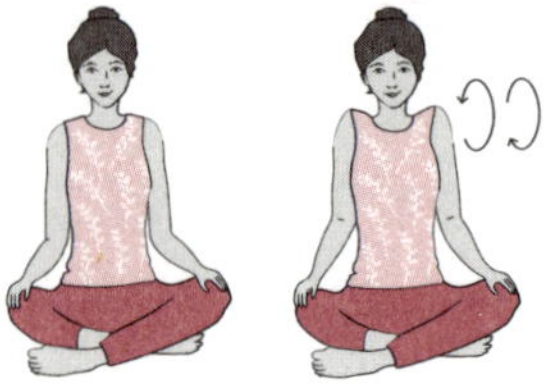

5.

6.

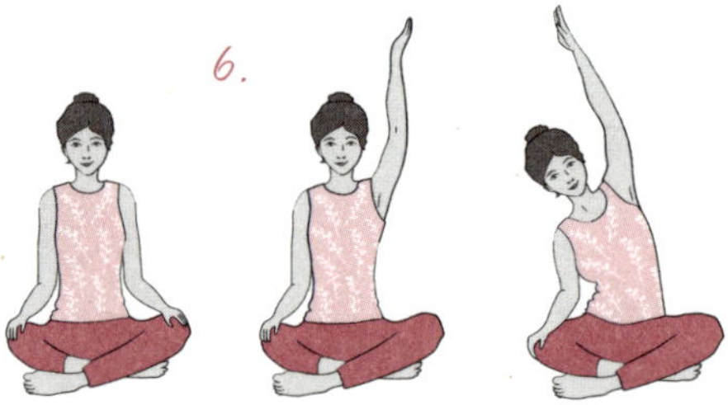

Mit der nächsten Einatmung führe dein Bein wieder zur Mitte zurück. Mit der nächsten Ausatmung öffne dein linkes Bein zur Seite. Spüre die Dehnung im Hüftgelenk und verweile hier 5–10 Atemzüge.
Mit der nächsten Einatmung führe dein linkes Bein wieder zur Mitte zurück.
Mit der nächsten Ausatmung senke Arm und Bein zum Boden ab.
Mache dieselbe Bewegung nun mit der rechten Seite.

4. Sanfte Beckenschaukel (für 10–20 Atemzüge)

Stelle aus der liegenden Position beide Füße etwa hüftbreit auf. Nun kippe dein Becken mit der Ein- bzw. Ausatmung sanft nach vorn bzw. hinten und versuche mit jedem Vorwärtskippen den Beckenboden anzuspannen und mit jeder Rückwärtskippbewegung den Beckenboden wieder zu entspannen. Habe Geduld mit dir, die Wahrnehmung des Beckenbodens braucht etwas Übung.

5. Mobilisierung des Schultergürtels

Komme in einen Schneidersitz, wenn dir das angenehm ist, anderenfalls kannst du auch in einen Fersensitz kommen oder dich mit angewinkelten, aufgestellten Beinen entspannt hinsetzen.
Beginne nun für 10 Atemzüge, mit den Schultern im Uhrzeigersinn und anschließend gegen den Uhrzeigersinn zu kreisen. Schließe dabei die Augen und nimm wahr, wie sich ein warmes Gefühl im Schultergürtel ausbreitet und sich Verspannungen lösen.

6. Seitdehnung im Sitzen (3x pro Seite)

Aus der sitzenden Position hebe mit der nächsten Einatmung deinen linken Arm über die Seite nach oben, die Handfläche zeigt nach oben. Mit

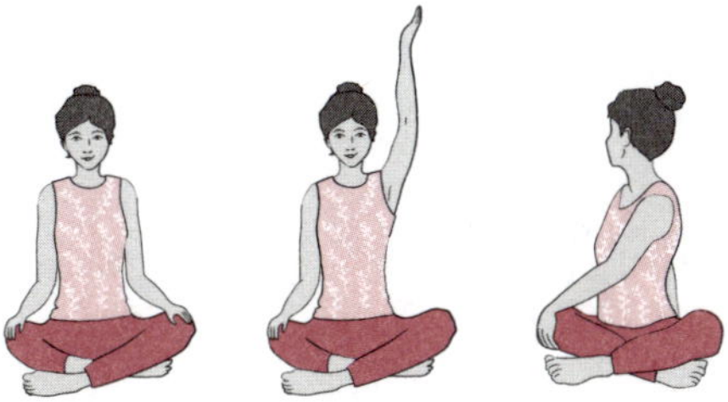

7.

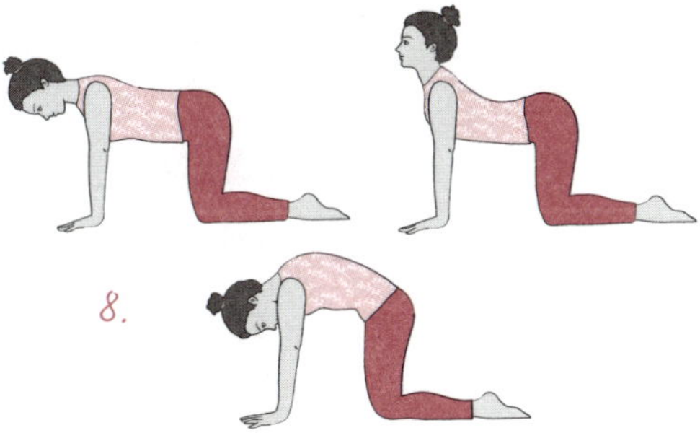

8.

der nächsten Ausatmung ziehst du den Arm sanft über deinen Kopf zur rechten Seite. Spüre die Dehnung der seitlichen Bauchmuskulatur und der Zwischenrippenmuskulatur und atme tief in diese Region hinein. Verweile in dieser Position 5 Atemzüge. Kehre mit der nächsten Einatmung wieder zur Neutralposition zurück, führe den Arm wieder neben deinen Körper. Mache dieselbe Bewegung zur anderen Seite.

7. Rotation im Sitzen (3x pro Seite)

Aus der sitzenden Position hebe mit der nächsten Einatmung deinen linken Arm über die Seite nach oben, die Handfläche zeigt nach oben. Mit der nächsten Ausatmung drehst du den Oberkörper und den Kopf nach rechts und führst die linke Hand zum rechten Knie und die rechte Hand stützt du hinter deinem Körper ab. Der Blick geht nach hinten. Versuche, durch leichten Druck gegen dein rechtes Knie etwas tiefer in die Rotation zu gehen und durch die Unterstützung der rechten Hand hinter deinem Körper die Wirbelsäule aufzurichten. Verweile für 5 Atemzüge.
Kehre mit der nächsten Einatmung wieder zur Neutralposition zurück, führe die Arme wieder neben deinen Körper. Mache dieselbe Bewegung zur anderen Seite.

8. Kuh & Katze im Vierfüßlerstand (6x wiederholen)

Komme in den Vierfüßlerstand. Mit der nächsten Einatmung hebe den Blick nach oben zur Decke und komme in eine leichte Rückbeuge (Kuh). Mit der nächsten Ausatmung komme in die Neutralstellung zurück.
Mit der nächsten Einatmung senke den Blick und mache einen leichten Rundrücken (Katze). Mit der nächsten Ausatmung komme in die Neutralstellung zurück.

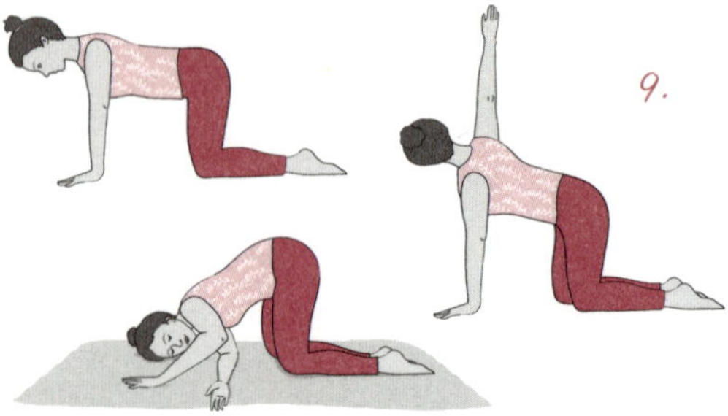

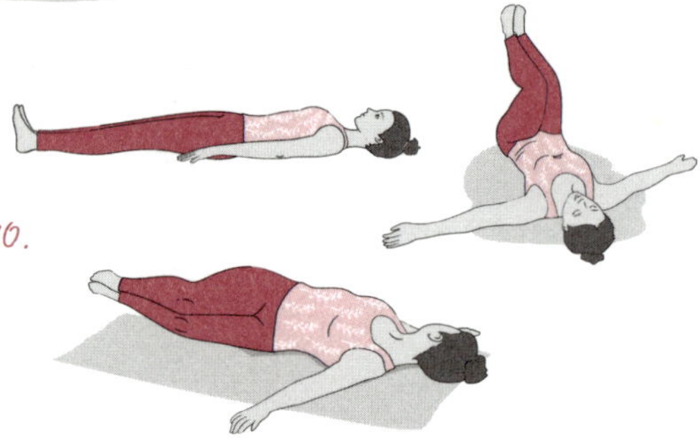

9. Der geöffnete Flügel (3x pro Seite)

Aus dem Vierfüßlerstand führe mit der nächsten Einatmung deinen linken Arm über die Seite nach oben, die Handfläche zeigt nach unten, der Blick folgt.
Mit der nächsten Ausatmung führst du den linken Arm unter dem Körper durch Richtung rechte Seite, legst den Arm aber nicht ab, der Blick folgt nach unten. Mache diese Bewegung dreimal. Beim vierten Mal lege den Arm auf dem Boden ab und verweile hier 5–10 Atemzüge. Spüre die sanfte Dehnung der Schulter und Armaußenseite und atme bewusst in diese Regionen hinein.
Mit der nächsten Einatmung komme in den Vierfüßlerstand zurück.
Mache dieselbe Bewegung zur anderen Seite.

10. Die Scheibenwischerübung (10x wiederholen)

Lege dich auf den Rücken und stelle beide Beine angewinkelt an. Mit der nächsten Einatmung hebe die Füße vom Boden ab und ziehe die Knie zu dir. Die Arme liegen auf Schulterhöhe rechts und links vom Körper.
Mit der nächsten Ausatmung lasse deine beiden Knie gemeinsam sanft nach links Richtung Boden sinken.
Mit der nächsten Einatmung komme mit den Knien zur Mitte zurück.
Mit der nächsten Ausatmung lasse deine Knie sanft nach rechts Richtung Boden sinken, so weit, wie es sich für dich gut anfühlt.
Mit der nächsten Einatmung komme mit den Knien zur Mitte zurück.
Du kannst diese Übung in deinem Tempo 10-mal wiederholen. Spüre dabei, wie deine Gesäßmuskeln sanft massiert werden und deine Bauchmuskulatur arbeitet.

11.

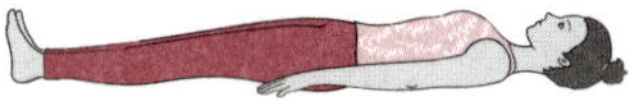

11. Die Endentspannung (Savasana)

Deine Yogapraxis solltest du, sofern es dir zeitlich möglich ist, immer mit einer Endentspannung beenden. Sorge dafür, dass dir schön warm ist, wenn du nun für ein paar Minuten ruhig liegst. Zieh dir zum Beispiel warme Socken und einen Pullover an oder hole dir eine Decke. Schließe dann für 5–10 Minuten die Augen und spüre nach. Wie fühlt sich dein Körper nach der Praxis an?

Eine Langversion des „Mama Beginner`s Flow“ mit 20 Asanas findest du in der Toolbox.

Deine Toolbox

- Interview mit der Ärztin & Pionierin der Yogatherapie Imogen Dalmann: Yoga als Heilkunst für Mamas
- Yoga-Flows, MiMis und Atemübungen für die pränatale Phase und postnatale Phase
- Yoga-Übungen für Mama & Baby
- Verwöhn-Rituale für dein Baby
- 2 Videos „Mama Beginner´s Flow“ (Kurzversion: 17 Minuten; Langversion: 30 Minuten)

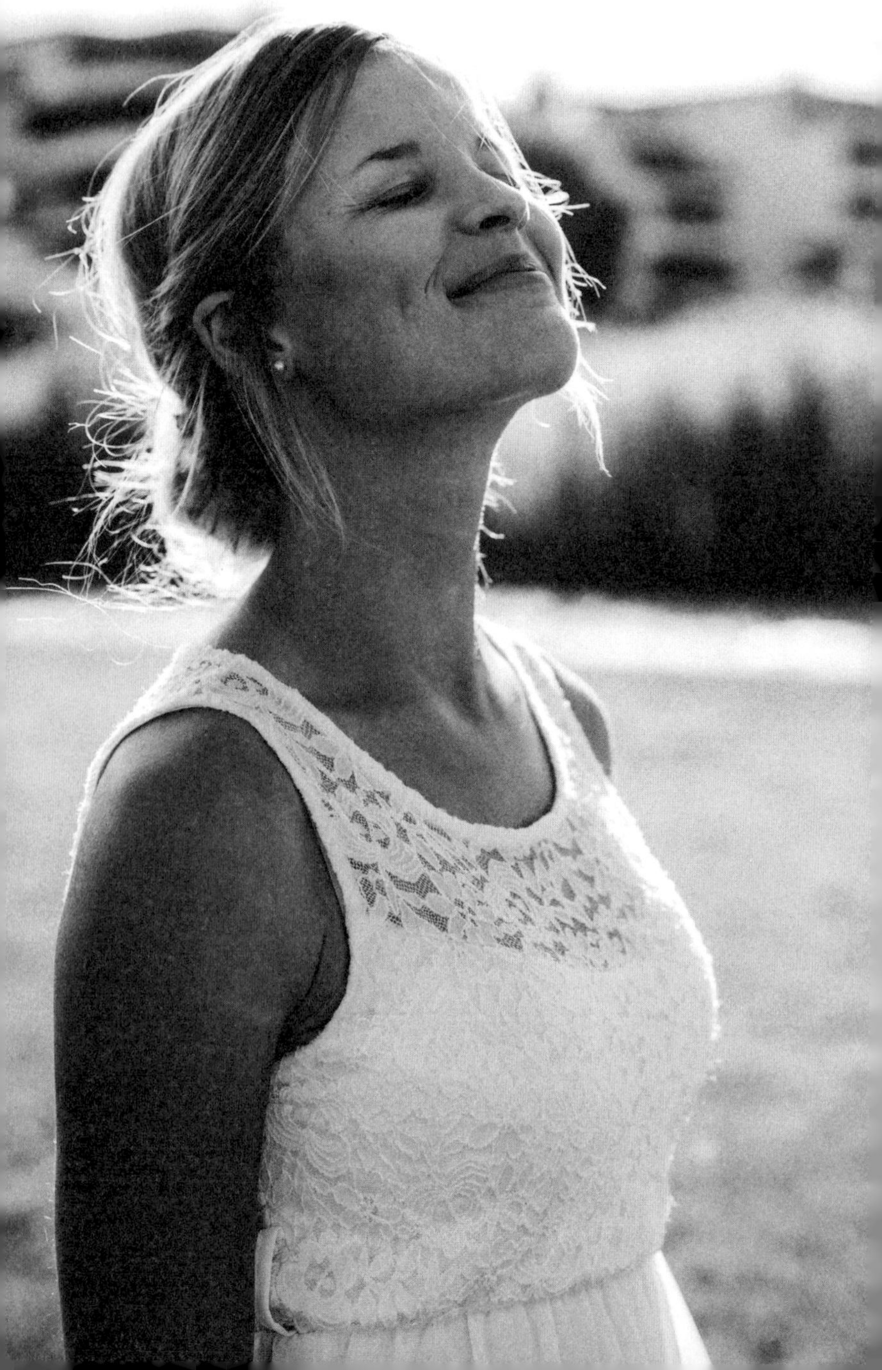

Sei die Pilotin deines Lebens

MAMA Care & DEINE SELBSTREGULATION

Selbstregulation ist die Fähigkeit, die eigenen Gefühle, Emotionen, Gedanken und Verhaltensweisen bewusst wahrzunehmen und zu versuchen, sie zu verstehen und aktiv zu gestalten. Mithilfe einer achtsamen Selbstregulation kannst du deinen Mama-Alltag gelassen meistern. Dies ist laut wissenschaftlichen Erkenntnissen insbesondere in den ersten 1 000 Tagen auch für unser Kind essenziell, denn in dieser Zeit wird es von uns coreguliert und somit frühkindlich geprägt. Dies setzt voraus, dass wir den Mut haben, angenehme wie auch unangenehme Empfindungen zuzulassen und ihnen zu begegnen. Damit das gelingt, ist es hilfreich, die Zusammenhänge zwischen unseren Empfindungen und unseren Gedanken zu verstehen und uns bewusst zu machen, welch ein hartnäckiger gedanklicher Autopilot in uns wohnt. Denn was wir wahrnehmen, ist oft nur ein Chaos aus Gefühlen, emotionalen Triggern, Körpersignalen, Gedankenfallen und automatisierten Reaktionen, das es zu entwirren gilt. Das Thema gehört deshalb ganz zentral zu unserer MAMA *Care.* Ich möchte in diesem Kapitel gemeinsam mit dir deine Gefühls- und Gedankenwelt entdecken und dir Übungen zeigen, mit denen du zu mehr Selbsterkenntnis, Ausgeglichenheit, Ruhe und Gelassenheit finden kannst.

Gefühlen und Emotionen begegnen

Für einen konstruktiven Umgang mit unseren inneren Empfindungen ist es sinnvoll, zwischen Gefühlen und Emotionen zu unterscheiden. Oft werden diese Begriffe zwar synonym verwendet, ich halte jedoch folgende Differenzierung für hilfreich: Als Oberbegriff verwende ich Empfindungen (welche dann nicht mit Körperempfindungen gleichzusetzen sind, die ich hier bewusst als Körpersignale bezeichne). Gefühle definiere ich als im Alltag aufbrausende Empfindungen, die wir sofort spüren und die auch rasch wieder vergehen können. Wir können durch Notfallstrategien lernen, sie frühzeitig wahrzunehmen und besser mit ihnen umzugehen. Emotionen hingegen sind anders, sie begleiten uns länger und sind oft nicht so einfach zu enttarnen und zu regulieren.

Man kann zwischen sechs Grundgefühlen unterscheiden: Wut, Traurigkeit, Angst, Scham, Ekel und Freude, die am Ende die Basis für all unsere Empfindungen sind.

Emotionen gehen oft mit einem körperlichen Unwohlsein einher, das meist länger besteht und tiefere Wurzeln hat. Beispielsweise können uns Aussagen unserer Mitmenschen zum Grübeln bringen und tief berühren. Unsere Emotionen hängen, anders als unsere Gefühle, mit Kindheitserfahrungen zusammen und können durch sogenannte „Trigger“ (engl. Auslöser) aktiviert werden. „Getriggert sein“ bedeutet nichts anderes, als dass unsere Biografie an unser jetziges Erleben gekoppelt und unsere Wahrnehmung somit untrennbar mit unserer Vergangenheit verbunden ist. Dies ist uns häufig jedoch nicht bewusst. Daher ist die Regulation unserer Emotionen auch eine wesentlich größere Herausforderung als die von Gefühlen, da es bei ersteren um tief verwurzelte Persönlichkeitsanteile von uns geht.

In unserem Gehirn haben sich die emotionalen Zentren vor den rational-kognitiven entwickelt, weshalb hier das Prinzip „Emotion vor Kognition“ herrscht: Unsere Empfindungen bedingen also unsere Gedanken und diese wiederum unser Verhalten. Doch so einfach ist es nicht immer, denn frühe emotionale Erfahrungen können in uns unbewusste Glaubenssätze bedingen, die in unserem Körpergedächtnis gespeichert sind, Emotionen auslösen und unsere Wahrnehmung und unser Verhalten steuern. Deshalb ist es wichtig, dass du weißt, dass jedes Gefühl und jede Emotion mit Körpersignalen einhergeht und manchmal ein Gefühl, zum Beispiel Angst, erst durch unsere Körperreaktion in unser Bewusstsein dringt. Für unsere Selbstregulation ist es also ganz entscheidend, dass wir unsere Gefühle und Emotionen überhaupt erst einmal wahrnehmen. Das verlangt ein gutes Körperbewusstsein und die Fähigkeit zur Selbsteinfühlung. Wichtig ist dabei, dass wir verstehen, dass es keine „positiven“ und „negativen“ Gefühle oder Emotionen gibt. Die Natur stattet uns grundsätzlich nicht mit Überflüssigem aus, sondern unsere Gefühle und Emotionen haben wichtige Funktionen, z.B. uns zu beschützen und uns aufzuzeigen, wenn ein Bedürfnis unerfüllt oder etwas nicht in Ordnung ist. Wenn wir lernen, unsere Körpersignale bewusst wahrzunehmen und zu regulieren, können sie für unser Leben zu wahren Wegweisern werden. Leider haben viele von uns schon als Kinder gelernt, dass Bedürfnisse, Gefühle und Emotionen unwichtig oder gar unerwünscht sind, und es kann sein, dass wir erst wieder lernen müssen, einen Zugang zu ihnen zu finden.

Vielleicht machst du auch häufiger die Erfahrung, dass dich Gefühle vor allem in sehr stressigen Situationen geradezu überrollen und du dich ihnen hilflos ausgeliefert fühlst. Hierfür kannst du als kleinen Notfallanker folgende Übung ausprobieren, mit der du einen Raum zwischen Gefühl und Reaktion schaffst und deinen Handlungsspielraum erweiterst:

Das SADH-Prinzip bei unangenehmen Gefühlen

Wenn dich ein unangenehmes Gefühl übermannt, gehe wie folgt vor:

- Stopp: Halte kurz inne und mache eine kurze Pause!
- Atme: Atme tief durch und versuche, in dich hinein zu spüren. Welche Signale sendet dir dein Körper?
- Denke: Welche Botschaft bzw. welches Bedürfnis steckt hinter diesem Gefühl?
- Handle: Wie kannst du deinem Gefühl begegnen, es beruhigen und das dahinterstehende Bedürfnis stillen?

Durch regelmäßige Wiederholung dieser Übung und kleine emotionale Check-ins (Wie geht es mir gerade?) wirst du immer sensibler für die ersten Anzeichen deiner Gefühle und es fällt dir leichter, sie zu regulieren.

Deine Urängste verstehen

Unsere Urängste gehören zu den Gefühlen bzw. Emotionen, die häufig unbewusst in unserem Leben mitmischen. Bereits zu Beginn dieses Buches sind wir diesen unsichtbaren Stressoren begegnet und wollen uns nun ansehen, wie ein konstruktiver Umgang mit ihnen gelingen kann. Kollektive Ängste gehören zu unserer evolutionsbiologischen Überlebensstrategie und sind unabdingbar, um Gefahren zu entgehen. Dabei unterscheiden Experten zwischen „Furcht“ als konstruktivem schützendem

Affekt, der durch Aktivierung unserer Stressantwort unsere Leistungsfähigkeit steigert, und „Angst" als einem schwer greifbaren, unspezifischen Gefühl, einhergehend mit Gefühlen wie Hilflosigkeit und Verzweiflung. Da die Schwangerschaft und die Geburt existenzielle Lebensabschnitte sind, in denen wir Sorge haben, dass unsere Integrität beeinträchtigt wird, ist es gut nachvollziehbar, dass viele Mamas ähnliche Ängste in sich tragen. Bei vielen Frauen steht die Angst vor den ungewissen Veränderungen im Vordergrund. Damit assoziiert ist oft die Angst, verletzt zu werden, sei es durch traumatische Erfahrungen während Schwangerschaft oder Geburt oder aber auch durch Krankheit des Kindes. Hierzu gehört ebenso die Angst vor der Geburt an sich sowie eine übertragene Angst durch Beteiligte. Diese Art der Angst ist teilweise auch eine induzierte Angst, welche durch die heutigen Vorsorgemaßnahmen, ein breites Angebot an pränatalen Untersuchungen und nicht zuletzt durch die Medien verstärkt wird. Wir dürfen uns als Mamas hier immer wieder bewusst machen, dass sowohl die Geburt als auch unsere Aufgabe, Mutter zu sein, dem natürlichen Lebenskreis angehören und dass die Natur uns mit allem ausgestattet hat, was wir hierzu benötigen.

Häufig beziehen sich unsere Urängste auf unsere Grundbedürfnisse als Menschen, welche – wenn wir sie als bedroht fürchten – unbewusst eine Angst- und Stressreaktion in uns hervorrufen können. Wichtige menschliche Grundbedürfnisse sind: Bindung, Orientierung und Kontrolle, Lustgewinn, Selbstwerterhöhung, sexuelle Verbundenheit und Reproduktion, Gemeinschaft und Zugehörigkeit, Nahrungsverfügbarkeit und positive Zukunftsaussichten.[67] Mit unseren Grundbedürfnissen sind entsprechend folgende Urängste assoziiert: Isolation, Einsamkeit & Ausgrenzung, unerfüllbare sexuelle Bedürfnisbefriedigung, Kontrollverlust und Überforderung, Konfrontation mit schmerzhaften, unangenehmen Erfahrungen, Selbstwerterniedrigung, Hunger, negative Zukunftsaussichten, fehlender Lebenssinn. Die Grundlage für einen konstruktiven Umgang mit unseren Urängsten ist, dass wir versuchen, sie bewusst wahrzunehmen, zu verstehen und dann zu begrenzen. Wir müssen sie nicht vollständig loswerden. Unsere Urängste sind ein Teil unseres evolutionsbiologischen Erbes und gehören zu unserem emotionalen Regulationssystem. Wir dürfen unseren Urängsten eine klare Rolle in unserem Leben zuweisen: Stelle dir vor, dass Angst deine Beifahrerin sein, jedoch nie das Steuer übernehmen darf. Das bedeutet, wir dürfen als Mamas eine innere Haltung der Zuversicht und des Vertrauens üben und diese pflegen, und uns den Impulsen, die unsere Urängste in uns wach werden lassen, stellen. So nehmen wir unseren Urängsten ihre destruktive Kraft, sie wirken dann nicht mehr als unsichtbare Stressoren, die uns Energie und Lebensmut rauben.

Emotionsfiguren und innerer Dialog

Zu Beginn des Kapitels habe ich bereits erklärt, dass unsere Emotionen oft mit Erfahrungen aus unserer Kindheit zusammenhängen. Sich mit diesen Emotionen und den mit ihnen verbundenen Glaubenssätzen zu befassen, kann zu einem Teil deiner MAMA *Care* werden, wenn du das Gefühl hast, dass diese dein Stresserleben stark beeinflussen.

Um dir den Einfluss unserer Emotionen auf unser Denken, Handeln und Fühlen zu veranschaulichen, greife ich auf das Modell der Emotionsfiguren zurück, das mittlerweile stark verbreitet ist. Es wird unter anderem von der Autorin Stefanie Stahl vertreten, die auch den Begriff des „Inneren Kindes" geprägt hat. Die Emotionsfiguren sind Metaphern für die Brücke zwischen der Gefühlswelt unserer Kindheit und den Emotionen, die wir heute als erwachsene Frauen wahrnehmen. Sie helfen uns, das Chaos aus Empfindungen, Gedanken und Impulsen zu ordnen und unbewusste Prozesse aufzudecken und zu regulieren.

Sie stehen jedoch nicht nur für die Überreste der Gefühlswelt unserer Kindheit, die uns heute noch prägen, sondern für all die Glaubenssätze, die wir aufgrund schmerzhafter emotionaler Erfahrungen entwickelt haben. Diese sind heute häufig der Wegbereiter für unbewusste Emotionen. Mit Glaubenssätzen oder auch Konditionierungen sind dabei unsere inneren Lebensregeln und Überzeugungen gemeint, die uns unbewusst steuern. Diese können sowohl unterstützend („Ich bin gut genug", „Das Leben ist für mich"), als auch einschränkend sein („Ich muss alles perfekt machen und mich anstrengen", „Ich bin schwach und hilfsbedürftig"). [68] Sie sind unser „psychisches Betriebssystem" und beeinflussen wie ein Filter oder eine Brille unsere Wahrnehmung, unser Fühlen, Denken und Handeln. [69] Zu den Emotionsfiguren gehört, wie zuvor erwähnt, das „Innere Kind", wobei dieser sehr treffende Begriff zum Ausdruck bringt, dass in bestimmten Situationen unserer Gegenwart die in unserer Kindheit entstandenen neuronalen Netzwerke aktiviert werden. In solchen Momenten sind wir dann vollkommen mit unserem Inneren Kind identifiziert. Das bedeutet, dass wir anstatt der Situation mit unserem Erwachsenen-Ich zu begegnen, unbewusst in der Gefühlswelt unserer Kindheit gefangen sind und dementsprechend agieren und handeln. [70] Das Innere Kind wird in die Sonnenkind- und Schattenkindanteile unterteilt, wobei Letztere in zwei Schatten-Modi getrennt werden können: den Modus des verlassenen Inneren Kindes und den Modus des konditionierten Inneren Kindes. Zu unseren Emotionsfiguren gehört außerdem unser reifes Erwachsenen-Ich.

Inneres Kind[71]

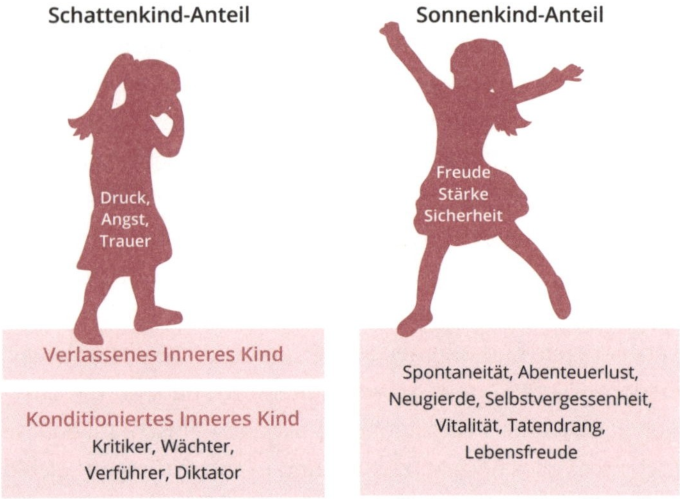

Unsere heutige Emotionswelt, das heißt, welche Emotionen in uns wirken und welche wir überhaupt wahrnehmen können, hängt wesentlich von unserem Temperament und unserer weiteren emotionalen Entwicklung ab.[72] Meist sind unsere Glaubenssätze und somit auch unsere Emotionsfiguren tief in unserem Unterbewusstsein verankert, uns also schwer zugänglich.

Die verschiedenen Emotionsfiguren prägen die Persönlichkeit eines jeden Menschen, da wir alle nach unserer Geburt die Erfahrung machen mussten, hilfsbedürftig, schwach und abhängig zu sein. Auch als Kleinkinder wurden wir durch Verbote vor Gefahren bewahrt, durch Grenzen und Regeln sozialisiert und die Strukturen, in denen wir aufwuchsen, sollten uns Orientierung und Halt geben. Das bedeutet, dass wir alle schon sehr früh gewisse Anteile unseres Wesens zurückstellen mussten und sowohl positive als auch schmerzhafte Erfahrungen gemacht haben. Dies ist normal und nicht weiter schlimm.

Zum Problem werden uns unsere Persönlichkeitsanteile nur dann, wenn sie uns im Alltag immer wieder Schwierigkeiten bereiten und wir so sehr unter ihnen leiden, dass wir ohne Bewältigungsmechanismen dem inneren Druck nicht standhalten können. Haben wir nicht gelernt, sie als Erwachsene gesund zu regulieren und unsere Vergangenheit zu bewältigen, wählen wir Schutzstrategien, wie Rückzug, Harmoniestreben, Perfektionsstreben, Angriff-, Macht- und Kontrollstreben, um in unserem inneren Korsett zu überleben. [73] Betäuben wir uns sogar durch emotionales Essen, Rauchen, Alkohol oder zu viel Konsum (sei es von Gütern oder digitalen Medien), ist es Zeit, sich mit unseren Emotionsfiguren gründlich auseinanderzusetzen.

Emotionsfiguren: Eine Übersicht

Erwachsenen-Ich [74]

- unser bewusster, reifer Menschenverstand
- repräsentiert unseren gesunden Selbstwert und unser Verantwortungsbewusstsein
- reguliert Schattenkindanteile in uns

Das Innere Kind [75]

- unser natürlicher Charakter und innerer Wesenskern
- alle Glaubenssätze aus der Kindheit, die unsere Wahrnehmung prägen
- Emotionen aus schmerzhaften und schönen Kindheitserfahrungen

Sonnenkind-Anteil

- positive Prägungen, Gefühle und Glaubenssätze
- gesunder Selbstwert
- steht für Selbstbestimmung, Selbstfürsorge, Zuversichtlichkeit und Lebensfreude

Schattenkind-Anteil

- negative Prägungen, Gefühle und Glaubenssätze
- triggert Emotionen wie Angst, Hilflosigkeit, Wut und Unruhe
- verletzter Anteil des Selbstwerts, Selbstabwertung

Schatten-Modus: verlassenes Inneres Kind

- internalisiertes Wertesystem der Kindheit (Du sollst/musst/darfst nicht ...“ -Gedanken)
- Opfer-Haltung geprägt durch Erfahrungen der Hilflosigkeit

Schatten-Modus: konditioniertes Inneres Kind [76]

- unser Funktionsmodus, innerer Antreiber und Kritiker
- bei unzureichender Regulation sind Schutzstrategien & Bewältigungsmechanismen notwendig, um seinem Druck standzuhalten und psychoemotionale Spannungen zu reduzieren

Die Wurzeln des gedanklichen Autopiloten

Durch die Fürsorge unseres Kindes in den ersten 1 000 Tagen können wir ganz schön in Stress geraten. Doch häufig ist es nicht nur der äußere Stress, der uns Energie raubt, sondern vor allem der innere Stress. Mit innerem Stress meine ich unsere unsichtbaren Glaubenssätze, unsere Haltung uns selbst und dem Leben gegenüber und den daraus resultierenden Erwartungen und Verhaltensmustern. Eine gute Selbstregulation als Mama ist sehr wichtig, um diese unsichtbaren Stressoren möglichst gering zu halten. Ist unser innerer Dialog, unser gedanklicher Autopilot, ständig aktiv, sind wir hingegen dauerhaft im Funktionsmodus, und das Leben als Mama erschöpft uns. Damit du lernst, wie du aus dem Modus des gedanklichen Autopiloten in den Achtsamkeitsmodus umschalten kannst, schauen wir uns nun deine Glaubenssätze an, welche uns gerade in stressigen Phasen des Alltags steuern.

Ein Glaubenssatz ist eine „tief verankerte Überzeugung, die eine Einstellung zu uns selbst oder unseren zwischenmenschlichen Beziehungen bzw. unseren Selbstwert ausdrückt". Glaubenssätze entstehen bis etwa zu unserem 6. Lebensjahr durch die Erfahrungen, die wir mit unseren engsten Bezugspersonen machen. Sie konfigurieren unser Gehirn, welches bei unserer Geburt nur circa 25 Prozent der Größe eines erwachsenen Gehirns besitzt. Je nachdem, ob wir uns als Kinder angenommen und geliebt oder abgelehnt und falsch fühlen, kann sich in uns ein Urvertrauen in uns selbst und in zwischenmenschliche Beziehungen entwickeln oder nicht. Es entstehen positive oder negative Glaubenssätze, die sich tief in unserem Unterbewusstsein und unserem Körpergedächtnis verankern und wie eine Art „psychisches Betriebsprogramm" [77] unsere Wahrnehmung und unseren Umgang mit uns selbst und auch mit anderen Menschen prägen. [78]

Um dir den Zugang zu deinem inneren Dialog und deinen Glaubenssätzen zu erleichtern, hast du bereits die Emotionsfiguren kennengelernt. Wenn du dein Inneres Kind bzw. seine Sonnenkind- und Schattenkind-Anteile gerne entdecken bzw. genauer kennenlernen möchtest, helfen dir diese beiden Übungen:

Entdecke dein Schattenkind und deine negativen Glaubenssätze [79]

- Nimm dir ein Blatt Papier (A4) und male die Silhouette eines Mädchens auf.
- Schreibe rechts und links die Namen deiner Hauptbezugspersonen (z.B. Mama und Papa).
- Stelle dir eine Situation mit deiner/m Mutter/Vater vor, die du

als unangenehm in Erinnerung hast. Wie hast du deine Bezugsperson erlebt? Zum Beispiel streng, kalt, desinteressiert etc.

- Was war deine Rolle in der Familie, dein unausgesprochener Auftrag? Zum Beispiel Eltern stolz/glücklich machen, zwischen Eltern vermitteln etc.
- Notiere typische Sprüche deiner Eltern dazu, zum Beispiel: „Aus dir wird nie was ..."
- Fühle in dich hinein: Was hat diese Situation mit dir gemacht? Wie fühlt sich dein Schattenkind an?
- Überlege, welche unbewussten Glaubenssätze daraus entstanden sind, zum Beispiel: „Ich bin schuld", „Ich komme zu kurz".
- Welche Emotionen sind für dich mit diesen Kernglaubenssätzen assoziiert?
- Schreibe deine wichtigsten Glaubenssätze und die dazugehörigen Emotionen in den Bauch der Schablone deines Schattenkindes.

Entdecke dein Sonnenkind und deine positiven Glaubenssätze[80]

- Nimm dir ein Blatt Papier (A4), bunte Stifte und male die Silhouette eines Mädchens auf, diesmal bunter und fröhlicher.
- Wenn du eine gute Beziehung zu deinen Eltern hattest, schreibe diese neben dein Sonnenkind, sonst wähle andere Bezugspersonen.
- Welche guten Eigenschaften hatten sie? Was haben sie richtig gemacht?
- Welche positiven Glaubenssätze aus der Kindheit hast du von deinen Bezugspersonen übernommen? Zum Beispiel: „Ich bin wertvoll", „Ich darf Fehler machen".

Negative Glaubenssätze in positive umwandeln

- Nun drehe deine negativen Kernglaubenssätze in positive Glaubenssätze um, zum Beispiel: „Ich bin wertvoll“ statt: „Ich bin wertlos“.
- Analysiere deine negativen Glaubenssätze weiter: Frage dich, in welchen Situationen deine negativen Glaubenssätze getriggert werden.
- Versuche dann, dein Erwachsenes-Ich zu aktivieren und wie ein Beobachter und mit einer liebevollen Perspektive auf diese Situation zu blicken. (Waren deine Eltern zum Beispiel überfordert?)
- Mache dir bewusst: Glaubenssätze sind willkürlich. Sie sagen nichts über dich aus, sondern gehören zu deinen Eltern.
- Stelle dir vor, wie du diese Glaubenssätze in ein Kästchen packst und sie tief in der Erde begräbst.
- Frage dich dann: Welche Glaubenssätze wären heute gesünder und ermutigen dich? Spüre, wie diese neuen Glaubenssätze für dich wertvolle Ressourcen sein können.

Eine weitere Auseinandersetzung mit deinem Inneren Kind kann sehr bereichernd sein. Durch eine Vielzahl an Übungen kannst du deine Stärken, Ressourcen und Werte finden und dich Schritt für Schritt deinem Sonnenkind nähern und es in dir verankern.

Wir sind „Körperkinder“: Glaubenssätze wahrnehmen

Auch wenn du dir vieler deiner Lebensregeln nicht bewusst bist, so sind sie doch fest in deinem Körpergedächtnis gespeichert. Dein Körper ist eine Art Zeitzeuge deiner Kindheitserfahrungen, weshalb wir einen guten Zugang zu ihm benötigen, um uns mit unseren Glaubenssätzen auseinandersetzen zu können. Einschränkende Glaubenssätze lösen Stress und psychoemotionale Spannungen in unserem Körper aus [81] – wir sind „Körperkinder“. [82] Das äußert sich mit Reaktionen wie Herzrasen, Enge-, Angst- oder Druckgefühl, einem Kloß im Hals oder einem Zusammenziehen des Magens. Dass deine Glaubenssätze dich unbewusst im Alltag steuern und stressen, kannst du auch daran erkennen, dass du dich getrieben, unruhig und überfordert fühlst, schnell verunsichert bist oder dich häufig ungerecht behandelt fühlst. [83] Um dir zu veranschaulichen, was uns dabei in unserem Inneren antreiben kann, möchte ich dir Anja vorstellen:

Anja ist Mama des 3-jährigen Max und trägt den unbewussten Glaubenssatz in sich, immer fleißig, ordentlich und effizient sein zu müssen. Folgt sie diesen inneren Ansprüchen nicht, hat sie Angst, dass sie jemand als faul oder als schlechte Mutter verurteilen würde. Ihr verlassenes Inneres Kind hat Angst, nicht zu genügen. Dem steht ihr konditioniertes Inneres Kind mit dem Anspruch gegenüber: „Um eine gute Mutter zu sein, musst du deine Zeit sinnvoll nutzen, das Haus ordentlich halten und für Max gesund kochen.“ Ihr verlassenes Inneres Kind leidet hierunter, da es das Gefühl hat, sich immerzu anstrengen zu müssen und sich keine Pause gönnen zu dürfen. Dies erzeugt Stress und Spannungen und jeden Abend macht sich eine große Erschöpfung breit. Am liebsten möchte die Mutter Max nur noch ihrem Mann in die Arme drücken und todmüde ins Bett fallen.

Vielleicht fragst du dich, wie es sein kann, dass uns die in unserer Kindheit erworbenen Lebensregeln als erwachsene Frauen immer noch so stark steuern können. Als Kleinkinder können wir nicht zwischen unserer Person, unserem „Ich“ und unserem Verhalten differenzieren. Wird unser Verhalten von unseren Bezugspersonen als schlecht bewertet, beziehen wir diese Einschätzung auf uns selbst. Zudem sehen wir unsere Bezugspersonen oft als unfehlbar an. Verhalten sie sich uns gegenüber nicht adäquat, verstehen wir noch nicht, dass nicht wir „falsch" sind, sondern dass sich unser Gegenüber nicht angemessen verhält. Der Glaubenssatz „Ich bin nicht okay, so, wie ich bin" entsteht. Wie du vielleicht weißt, sind die neuronalen Netzwerke, die sich zu Beginn unseres Lebens ausbilden, sehr stark und stabil. Alle späteren Erfahrungen und neu geknüpften neuronalen Verbindungen sind lediglich Ergänzungen dieses Fundaments. Prinzipiell ist der Automatismus, dass wir Glaubenssätze entwickeln, um uns in unserer Welt besser zurechtzufinden, sinnvoll. Diese werden jedoch dann zum Problem, wenn sie uns einschränken und maßregeln.

Sind wir uns unserer Glaubenssätze nicht bewusst, können sie weitreichende Auswirkungen auf unseren Wesenskern und unsere emotionale Erlebniswelt haben. Wenn wir als Kinder die Überzeugung entwickeln, nicht liebenswert oder richtig zu sein, suchen wir nach Wegen, diese schmerzvolle Erfahrung zu ertragen. Die Folge ist eine Distanzierung von unserem innersten Wesenskern, das verlassene Innere Kind entsteht. Anstatt unserem inneren Kompass zu vertrauen, suchen wir Halt und Sicherheit im Außen, eine gefährliche Abhängigkeit entsteht, und unser Selbstvertrauen und unser Selbstwert leiden.

Um unsere kindliche Gefühlswelt irgendwie in Einklang mit unserem Umfeld zu bringen, entwickeln oder übernehmen wir Lebensregeln, wie wir zu sein und zu fühlen haben. Diese repräsentiert das konditionierte Innere Kind. Nach und nach bilden wir anhand dieser Lebensregeln eine Ich-Definition aus, eine innere Orientierung fehlt uns jedoch. Das erzeugt einen emotionalen Schmerz in uns, den unser Körper zu lindern versucht. Immer dann, wenn wir etwas gefunden haben, was im Außen diesen Schmerz betäubt, die innere Spannung reduziert oder uns ablenkt, motiviert uns unser Gehirn, dieses Etwas erneut zu tun bzw. herbeizurufen. [84] Vielleicht ist es das abendliche Fernsehritual mit einer Tüte Chips, die eine Mama dann täglich braucht, um sich zu entspannen. Die gute Nachricht ist jedoch, dass jeder Mensch mit dem tiefen Gespür für die eigenen Bedürfnisse geboren wurde. So bleibt der Zugang zu unserem wahren Wesenskern ein Leben lang bestehen, wir müssen nur wieder lernen, seine Signale feinfühlig wahrzunehmen, und uns daran erinnern, dass auch wir einen Sonnenkind-Anteil in uns tragen.

Körperarbeit als Weg zur Heilung

„Es ist nie zu spät für eine glückliche Kindheit."

MILTON ERICKSON

Um unseren Glaubenssätzen auf den Grund zu gehen, braucht es die Absicht, uns selbst wirklich kennenzulernen und nicht nur unsere lästigen Angewohnheiten loszuwerden. Nur so kann in uns wirkliches Urvertrauen nachreifen. „In uns selbst" bedeutet dabei auch „in unserem Körper", denn diesen dürfen wir bei der Erforschung unserer inneren Welt keineswegs außer Acht lassen. Er ermöglicht uns den Zugang zu unbewussten, schmerzhaften Erfahrungen, zu denen unser Verstand allein nicht findet. Für Maria Sanchez ist daher unser Körper das „Tor zur Heilung" und die Körperarbeit eine wichtige Säule ihrer Herangehensweise.[85] Körperarbeit bedeutet, dass wir lernen, unsere psychoemotionalen Spannungen achtsam wahrzunehmen, anstatt sie zu verdrängen. Das ermöglicht uns, unseren Emotionsfiguren und Glaubenssätzen zu begegnen, und gleichzeitig unser Erwachsenen-Ich zu spüren, das selbstbestimmt Verantwortung für sein heutiges Leben übernimmt. Unser Körper wird so zum

Indikator für den Nachreifungsprozess, den diese innere Arbeit in Gang setzt. Konkret heißt das, dass wir unsere Spannungen annehmen, sie auf gesundem Wege abbauen, uns von alten Glaubenssätzen befreien und mehr und mehr in der Lage sind, unsere Bedürfnisse zu stillen. Dieser Prozess braucht durchaus Kraft und Mut, denn es geht um körperliches Erspüren, Durchleben und aktives Handeln. Aus einem Leben im Kampf kann dann das entstehen, was ich als „bedürfnisorientierte Mutterschaft" bezeichne. Erst wenn wir als Frauen an diesem Punkt stehen, können wir uns fragen, wie wir unser Leben als Mütter und für unsere Familie gestalten wollen. Zuvor kann es sein, dass unser Mutterbild stark von unserem konditionierten Kind und seinem Bedürfnis nach Liebe geprägt ist.

Um zu üben, die Schattenkind-Anteile in uns anzunehmen, findest du hier eine kleine Übung:

Das Schattenkind annehmen [86]

- Schritt 1: Schließe deine Augen und nimm bewusst Kontakt zu deinem Schattenkind auf.
- Schritt 2: Rufe dir eine Situation aus deiner Kindheit oder deinem Erwachsenenleben ins Gedächtnis, in der dein Schattenkind-Modus sehr aktiv ist/war.
- Schritt 3: Versuche dich dann in deine negativen Kernglaubenssätze bewusst hineinzufühlen. Nimm Kontakt zu diesen altbekannten Begleitern und den aufsteigenden Emotionen auf.
- Schritt 4: Atme tief in deinen Bauch und sage dir: „Ja so ist es, das ist mein Schattenkind. So ist es, mein liebes Schattenkind. Du darfst einfach sein. Ich heiße dich willkommen."

Die Auseinandersetzung mit deinem Schattenkind-Anteil kann ein wichtiger Schritt zu mehr Selbstannahme sein. Dein Schattenkind fühlt sich gesehen und verstanden und wird so ruhiger. Selbstannahme bedeutet dabei keineswegs, alles gutzuheißen, was man tut oder wie man ist, sondern es geht darum, sich nicht mehr für gewisse Gefühle abzulehnen oder sich selbst durch Kompensation etwas vorzumachen. Vielmehr bedeutet es, alle Emotionen anzunehmen, Stärken und Grenzen zu akzeptieren und die Bereitschaft zu entwickeln, liebevoll an ihnen zu arbeiten. So entsteht die Chance für Entwicklung statt Stillstand. [87]

Sind wir einmal Mama geworden, kann uns die Innere-Kind-Arbeit das Zusammenleben mit unseren Kindern enorm erleichtern. Unsere Kinder stehen uns so nah, dass ihr Verhalten uns emotional sehr intensiv berühren und sogar triggern kann. Durch unsere Kinder werden wir mit unseren eigenen inneren Kindern konfrontiert. Erkennen wir diese herausfordernden Momente als Übungsfeld und Impulse für die Auseinandersetzung mit unseren Schatten-Anteilen, so kann hieraus nicht nur eine Beziehung auf Augenhöhe mit unseren Kindern, sondern auch eine enorme emotionale Nachreifung und Weiterentwicklung für uns Mamas möglich werden. Dabei dürfen wir uns als Mamas immer wieder sagen, dass wir ein Erwachsenes-Ich – das „Mama-Self" – in uns tragen, das reif und stark ist und unser heutiges Leben selbstbestimmt gestalten kann.

Gedankliche Switch-Momente üben

Wenn wir im Familienalltag emotional herausfordernde Situationen erleben, ist es für uns Mamas wichtig, dass wir handlungsfähig bleiben. Im Folgenden möchte ich dir zeigen, wie du einen gedanklichen Switch-Moment trainieren kannst, der dich reflektiert interagieren lässt. Du kannst ihn wie ein „Notfallmanagement“ nutzen, um mit deinem Kind bzw. dir verantwortungsvoll umgehen zu können. Der Switch-Moment eröffnet dir einen Handlungsspielraum, sodass dein Verstand/deine Dirigentin wieder ihre Arbeit aufnehmen kann. Natürlich kann es sinnvoll sein, zu einem späteren Moment die herausfordernde Situation noch einmal Revue passieren zu lassen, um eventuelle Trigger zu erkennen. Wenn der Ausgang einer Situation hingegen für dich stimmig war, weil du dich gut selbst regulieren konntest, ist eine erneute Reflexion nicht notwendig. Wann dein Erwachsenen-Ich unter Stress steht und wann dein Inneres Kind sich meldet, kannst du immer an der Art deiner Gedanken erkennen: Sind sie rational, spiegeln sie deine Situation realistisch wider und helfen sie dir, Lösungen zu finden? Dann ist gerade dein Mama-Self aktiv und du solltest genau in diesem gedanklichen Modus bleiben. Sind die Gedanken jedoch irrational, wenig effizient und selbstkritisch oder gar selbstabwertend, so handelt es sich meist um Gedanken des verlassenen oder konditionierten Inneren Kindes. Im Folgenden findest du eine kleine Übersicht typischer irrationaler Gedankenfallen von Mamas, die uns vor allem in stressigen Situationen vereinnahmen. Diese müssen nicht zwingend, können aber möglicherweise bereits in der Kindheit entstanden sein.

Irrationale Gedankenfallen einer Mama

1. Alles oder nichts denken. Beispiel: Du denkst, du musst zu 100 Prozent Mama sein und dich für die Kinder aufopfern.
2. Gedankenlesen. Beispiel: Deine Kinder toben laut im Bus, jemand sieht dich an und du denkst, die Passagiere halten dich für eine inkonsequente Mutter.

3. Alles persönlich nehmen. Beispiel: Dein Mann ist gestresst und isst wenig und du denkst, er hält dich für eine schlechte Köchin.
4. Sich vergleichen. Beispiel: Du denkst, deine Nachbarin schafft es viel besser, Beruf und Familie zu vereinbaren. (Sie hat aber auch eine Haushaltshilfe und Großeltern zur Unterstützung!)
5. Eigene Leistungen und Erfolge nicht anerkennen. Beispiel: Gegenüber deinem Partner fühlst du dich als Mutter in Elternzeit in einer minderwertigen Rolle.
6. Negative Zukunftsperspektiven. Beispiel: Du denkst, dass du als Mama immer fremdbestimmt und gestresst sein wirst.
7. Perfektionismus. Beispiel: Alle Aufgaben müssen zu 100 Prozent erledigt werden.
8. Katastrophisieren: Beispiel: Wenn ich die Bedürfnisse meines Kindes jetzt nicht richtig wahrnehme, wird es eine labile Persönlichkeit entwickeln.

Im Folgenden möchte ich dir zeigen, wie du üben kannst, aus einer „stressassoziierten Perspektive" schneller in den Achtsamkeitsmodus bzw. in eine „selbst-dienliche Perspektive" umzuschalten. Ich beschreibe dir dazu eine Situation aus dem Familienalltag und zeige dir verschiedene Varianten auf, mit der Situation umzugehen.

Die Situation: Du bist wegen Schlafmangel in den ersten Lebensmonaten deines Babys erschöpft. Nun möchte dein älteres Kind abends nicht ins Bett gehen.

Stressantwort	Selbst-dienliche Perspektive
Unangenehme Gefühle, Überforderung, Verzweiflung, Hoffnungslosigkeit	Positive Gefühle, Akzeptanz, Zuversicht, Selbst-Empathie und Mitgefühl, Hingabe

Körpersignale: Kopfschmerzen, Rückenschmerzen, körperliche Erschöpfung	Körpersignale: bewusstes Spüren und Zulassen von Erschöpfung, Schwere, Müdigkeit
Verhalten: Gereiztes und impulsives Schimpfen deines Kleinkindes, du packst es am Arm und zerrst es in sein Zimmer und sagst: „Wenn du jetzt nicht sofort in dein Bett gehst, dann kannst du aber was erleben!“	Verhalten: Bitte um Unterstützung durch den Partner, Kind fragen, was es sich als Abendritual wünscht (kurze Geschichte, CD). Aktives Priorisieren von Pausen & Ruhephasen im Alltag
Negative automatische Gedanken: „Ich kann einfach nicht mehr. Ich schaffe das nicht, nun auch noch eine geduldige Schlafbegleitung zu bieten.“	Selbst-dienliche Gedanken: Ich nehme meine Erschöpfung und Müdigkeit an. Ich tue, was ich kann. Ich weiß, dass diese anstrengende Zeit nicht ewig währt. Ich vertraue darauf, dass ich an dieser Herausforderung wachsen kann. Ich werde mir so gut es geht Unterstützung suchen.
Negative Gedankenfalle: „Ich bin schlichtweg überfordert mit zwei Kindern, das wird bestimmt immer schlimmer. Ich bin als Zweifach-Mama unfähig.“	Positives Learning aus der Situation: Ich darf sowohl Erschöpfung als auch Schwäche zulassen. Wichtig ist, dass ich Wege finde, wie ich meine Energiebatterie wieder aufladen kann.

Wenn du eine Stresssituation einmal so durchgedacht hast und nun versuchst, dieses Prinzip immer und immer wieder anzuwenden, wirst du feststellen, dass du dir nach und nach einen Raum zwischen Emotion und deinem Verhalten aufbauen kannst. Dieser Raum ermöglicht es dir, bewusst zu handeln, statt dich von automatisierten Verhaltensmustern steuern zu lassen. Du bist in der Akutsituation dann vielleicht nicht entspannt, aber ruhiger, umsichtiger und verständnisvoller dir selbst und deinem Kind gegenüber. Der Switch der Perspektive ermöglicht es dir außerdem, wertvolle Energie zu sparen. Zu Beginn ist dies eine große Herausforderung, mit wiederholter

Übung wird es dir aber immer leichter fallen! Folgende Fragen können dir helfen, den Switch in die selbst-dienliche Perspektive leichter zu bewerkstelligen.

- Ist meine jetzige Sichtweise wirklich angemessen?
- Hilft mir meine jetzige Reaktion?
- Ist die Stresssituation wirklich so schlimm, wie es scheint?
- Ist es mir möglich, tief durchzuatmen, um mehr Ruhe und Klarheit in die Situation zu bringen?
- Kann ich versuchen, mir selbst und meinem Kind gegenüber mit mehr Mitgefühl zu begegnen?
- Kann ich meinen inneren Stress kommunizieren?

Akzeptanz – eine bewusste Entscheidung!

Immer wieder erleben wir schmerzhafte oder anstrengende Situationen, die nicht oder nur teilweise beeinflussbar sind. Schnell machen sich Hilflosigkeit und Verzweiflung breit und rauben uns Energie. Manchmal vereinnahmen uns diese Empfindungen und wir geraten in einen Teufelskreis des Pessimismus. Dann ist es wichtig, dass wir lernen, uns auch in solchen Situationen zu entspannen, damit unsere Dirigentin (präfrontaler Cortex) derartige Situationen richtig einschätzen und entscheiden kann, ob es die Möglichkeit gibt, eine Lösung zu finden, oder ob wir den Moment so, wie er ist, akzeptieren dürfen. Wenn eine Situation wirklich nicht unserer Kontrolle unterliegt, kann es hilfreich sein, in den Akzeptanz-Modus zu wechseln. Hierbei ist es wichtig zu verstehen, dass Akzeptanz deine bewusste Entscheidung ist, auf eine dienlichere, adaptive Art zu reagieren. Dein Mama-Self übernimmt – metaphorisch gesprochen – das Ruder. Oft fühlen wir uns als Versager, die aufgeben oder resignieren, doch Akzeptanz bedeutet nicht, dass du eine

Situation gut findest oder mit deren Umständen einverstanden bist. Akzeptanz ist die Einsicht, dass du die Situation mit deinen Möglichkeiten nicht ändern kannst und es daher nur Energie kosten würde, sich zu sorgen oder zu ärgern. Diese Einsicht hilft dir, über die bestehenden Umstände hinaus handlungsfähig zu bleiben und dich nicht in der Situation zu verlieren.

Akzeptanz üben

Akzeptanz kann dir helfen, dich von alten Erfahrungen zu lösen, loszulassen und Ballast von deinen Schultern abzuwerfen.

- Schritt 1: Denke an eine Situation, in der du erfolgreich das Prinzip der Akzeptanz angewendet hast. Beispiel: Du wurdest nachts regelmäßig von deinem Kind geweckt. Da du keine Wahl hattest, da du wusstest, dass dich dein Kind braucht, bist du in eine liebevolle Haltung der Akzeptanz gegangen.
- Schritt 2: Denke und fühle dich noch einmal in diesen Moment der Akzeptanz hinein. So fühlt sich gesunde Akzeptanz an.
- Schritt 3: Sage dir: Akzeptanz ist eine Stärke, die meine Ressourcen schont und mich von zu hohen Erwartungen oder Selbstvorwürfen befreit, die mich entlastet und widerstandsfähig macht.

Deine Toolbox

- Übungen zur Stärkung unseres Mama-Self
- Flexibilität und Entwicklung: Das Konzept des „Growth Mindset vs. Fixed Mindset"

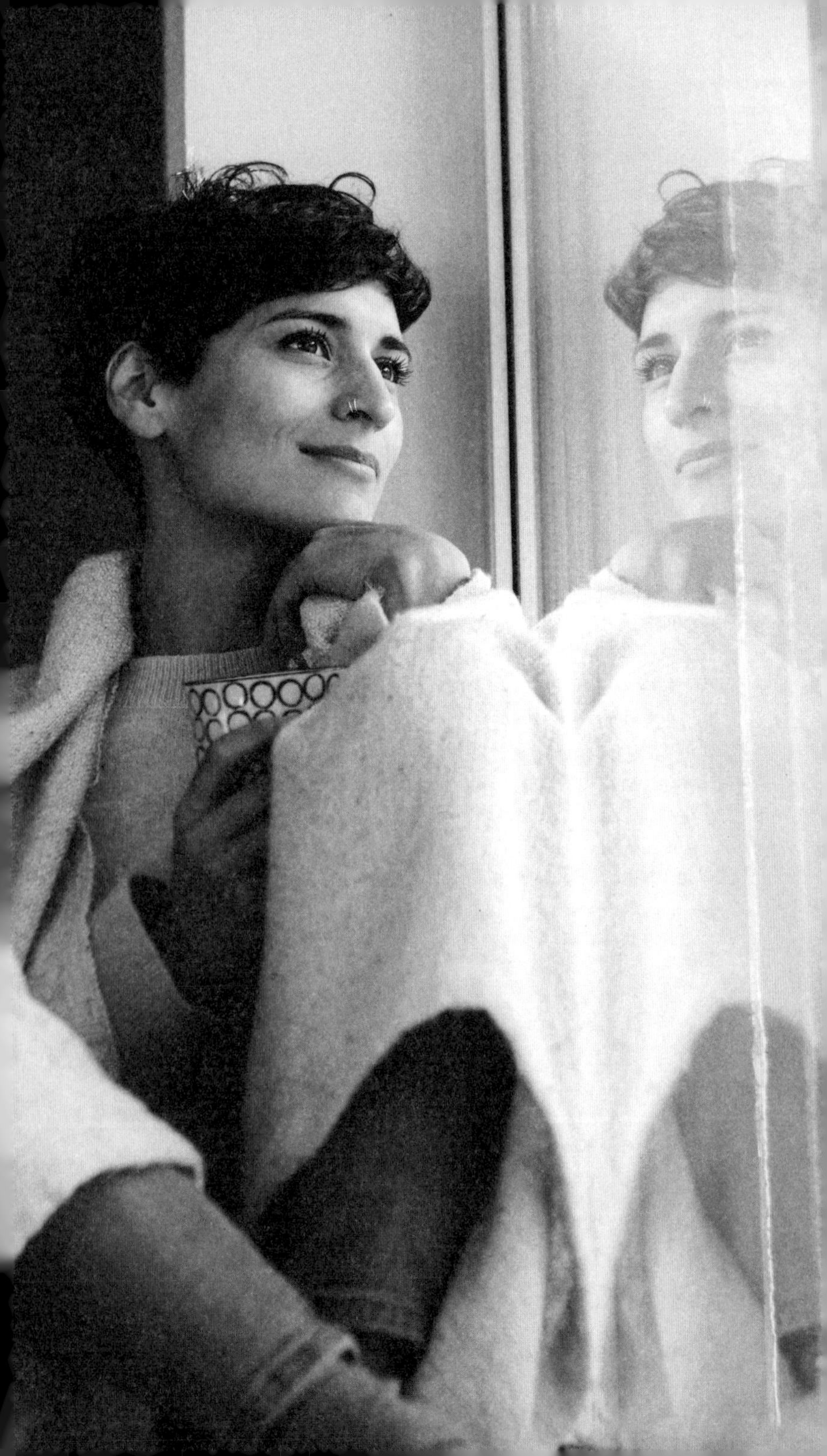

Rock your family life!

MAMA *Care* & DEIN ENERGIEMANAGEMENT

Was bedeutet es eigentlich, Mama zu sein? Mit dieser Frage sehen wir uns oft schon früh konfrontiert, nämlich dann, wenn wir die frohe Botschaft nicht nur unserem Partner, sondern auch unserem Arbeitgeber mitteilen oder den bürokratischen Berg von Anträgen bewältigen müssen. Diese Frage steht auch am Anfang dieses Kapitels, denn sie bestimmt nicht nur, wie du dein Familienleben gestalten, sondern auch, wie du deinen Energiehaushalt regulieren oder Achtsamkeit und Selbstfürsorge in deinen Alltag integrieren kannst. Wir dürfen uns mit dieser Frage auch deshalb auseinandersetzen, um den kollektiven Sorgen, die so viele Mamas heute belasten, endlich etwas entgegensetzen zu können. Denn das ständige Hadern, ob wir dem Kind, dem Beruf und dem Partner gerecht werden, die Zweifel, ob es richtig war, ein Kind in diese labile Welt zu setzen, der Kampf um die eigene Selbstbestimmung ... all das sind unsichtbare Stressoren, die es zu reduzieren gilt.

Mutterschaft: modern, individuell und selbstbestimmt?

Viele von uns erwachsenen Frauen erleben sich als selbstbestimmt, frei und unabhängig und möchten ihre Mutterschaft – genauso wie ihr restliches Leben – selbst gestalten. Werden wir dann tatsächlich Mütter, müssen wir feststellen, dass unsere Autonomie und unsere Freiräume auf einmal erschreckend klein sind: So ist es nicht nur unser Kind, dessen Bedürfnisse wir mit unseren vereinbaren müssen, sondern mit der Mutterrolle sind zugleich soziale, gesellschaftliche, berufliche und ja, sogar politische Erwartungen, Veränderungen, Rahmenbedingungen und Möglichkeiten gekoppelt, die uns keineswegs eine völlig individuelle Gestaltung unseres Mutterdaseins ermöglichen. So ist Mutterschaft eng an Themen wie Erwerbstätigkeit und Vereinbarkeit, Rollenbilder und Familienmodelle, Gleichstellung, Fortpflanzung und Sexualität, Mode, Körperbewusstsein und Freizeit(-stress) gekoppelt. [88] Viele dieser Einflüsse können wir zu einem gewissen Grad mitbestimmen und für uns passend machen, manche leider auch nicht. Dessen müssen wir uns bewusst sein, wenn wir uns die Frage stellen: Was für eine Mutter möchte ich sein? Trotz dieser äußeren Gegebenheiten können wir unser individuelles Mutterbild frei wählen. Nur dann sind wir in der Lage, für unsere Werte einzustehen und im Rahmen unserer Möglichkeiten nach ihnen zu leben. Dies gelingt uns jedoch nur, wenn wir verstehen, wie das gesellschaftlich verbreitete Mutterbild entstanden ist, wie es sich verändert hat und wie tief es in uns verankert ist und uns prägt. Dies in seiner Tiefe zu ergründen und mit dir hier durchzuarbeiten, würde jedoch den Rahmen des Buches sprengen. Tatsache ist, dass unser heutiges Mutterbild nicht „naturgegeben“ ist, sondern es ist „kulturell geformt, angepasst an die jeweilige Gesellschaft und die darin wachsenden Strukturen“ [89]. Mutterschaft ist dabei kein auf das Familienleben beschränktes Thema, sondern es reicht in all unsere Lebensbereiche hinein: von der Finanz- und Arbeitswelt über die sozialen Verbindungen bis hin zu unserem Körper, unserer Psyche, zu Liebe und Sexualität. Das vorherrschende Mutterideal, welches in unserer Gesellschaft propagiert wird, ist voller Widersprüche, Stereotype, Klischees, Mythen und Vorurteile. Es ist überall präsent, auf Social Media, in unserem Beruf und sogar zu Hause im Kinderzimmer. [90] Die meisten Mamas wollen eine gute Mutter sein. Doch was beinhaltet eigentlich dieses „gut" und wann kann ich mit mir zufrieden sein, anstatt ständig von Schuldgefühlen und der Angst geplagt, nicht zu genügen? Das darf uns nicht die Gesellschaft vorgeben, sondern das müssen wir für uns selbst herausfinden. Dazu gehört auch, dass wir unsere Mutterrolle lieben dürfen, jedoch nicht die Umstände lieben oder akzeptieren müssen, unter denen wir diese große Aufgabe bewältigen. Denn häufig ist das natürliche Bedürfnis, unser Kind bindungsorientiert durch ein beständiges Miteinander zu versorgen, in den ersten 1 000 Tagen nur bedingt mit unseren Lebensumständen vereinbar. Sind wir in der Lage, diesen wesentlichen Unterschied zu verstehen, empfinden wir es nicht mehr als persönliches Versagen, wenn wir den äußeren und inneren Erwartungen nicht entsprechen. Und es gelingt uns besser, uns frei von fixen Rollenbildern und von Familien-, Arbeits- und Sozialpolitik die Frage zu stellen, wie wir unsere berufliche Tätigkeit, die Kinderbetreuung, unsere Partnerschaft und weitere Interessen vereinbaren wollen. [91]

Muttersein als Voll- oder Teilzeitjob?

Die meisten Mütter gehen heute einer beruflichen Tätigkeit nach, sei es in Teil- oder seltener auch in Vollzeit. Einige Mamas hingegen sind sogenannte „Stay Home Moms" und das dauerhaft bzw. bis die Kinder das Haus verlassen. In den ersten Lebensjahren erachten viele Mütter die Kinderbetreuung als ihre Hauptaufgabe und gönnen sich eine berufliche Auszeit. Der Wiedereinstieg zurück ins Arbeitsleben ist dabei sowohl hinsichtlich des Zeitpunkts, als auch des Zeitpensums sehr individuell. Ich habe dir zu Beginn des Buches erklärt, warum ich es aus professioneller und auch aus persönlicher Sicht befürworte, dass Kinder im ersten Lebensjahr durch die Mutter und eine kleine Anzahl gleichbleibender, enger Bezugspersonen wie den Vater, Verwandte, enge Freunde betreut werden. Auch ist es sicherlich sinnvoll, die sogenannte Fremdelphase, welche etwa ab dem 8./9. Lebensmonat einsetzt, in diesem engen Betreuungskreis zu begleiten. Ab dem zweiten Lebensjahr wird eine stundenweise „Fremdbetreuung" durchaus befürwortet, sodass eine Mutter wieder einer Teilzeitbeschäftigung nachgehen könnte. [92] Ich möchte an dieser Stelle kurz erwähnen, dass ich den Begriff „Fremdbetreuung" nicht gut gewählt finde, denn solange es sich um vertrauensvolle Bezugspersonen handelt, die nicht ständig wechseln, sehe ich dies als eine Form der „erweiterten Betreuung" des Kindes an. Entscheiden sich Mütter also, nach einem Jahr wieder zu arbeiten, so überlegen viele, welches Pensum ihr Kind verkraftet, ohne Schaden zu nehmen. Besteht die Möglichkeit, die Wochenstunden selbst zu bestimmen, stellt sich also folgende Frage: Wie viele Stunden pro Tag bzw. pro Woche kann ich arbeiten, sodass ich gleichzeitig noch genug Zeit habe, mich entspannt um mein Kind, meine Beziehung, aber auch meine eigenen Bedürfnisse und andere Aufgaben zu kümmern? Oder auch: Wie viel Energie kann ich dem Beruf widmen, sodass ich gleichzeitig noch genug Kraft für Gefühlsausbrüche und schwierige Phasen meines Kindes habe?

Ich habe einige Zeit lang in der Schweiz gelebt, wo es gängig ist, dass Kinder zwischen dem dritten und sechsten Lebensmonat in eine erweiterte Betreuung gebracht werden und die Mütter wieder arbeiten gehen. Obwohl ich dies selbst damals nicht getan habe, bin ich mir doch bewusst, dass diese Handhabung keineswegs zu verurteilen ist. Genauso ist die Entscheidung, als Mama komplett für die Kinder zu Hause zu bleiben, bis sie zum Beispiel in die Schule gehen, völlig legitim. Ich möchte dir ein paar wertvolle Gedanken der Kinderpsychologin Jirina Prekop und der Kinderärztin Christel Schweizer zu diesem Thema mitgeben. Sie sind der Ansicht, dass ein Kind das in der Beziehung zu seinen engsten Bezugspersonen Gelernte auch in der Interaktion mit anderen Kindern erleben sollte. Andere Experten sind überzeugt, dass ein Kind nach Menschen sucht, mit denen es spielen kann. Dies müssen nicht zwangsläufig gleichaltrige Kinder sein, nur sind diese meist die besseren Spielkameraden als die Eltern bzw. erwachsene Bezugspersonen. Zudem sollte laut ihrer Einschätzung ein Kind seine Mutter auch in ihren natürlichen Lebensumständen erfahren. Das bedeutet, dass ein Kind lernt, dass auch die Arbeit und all die damit verbundenen Verpflichtungen zum Leben dazugehören. So kann es auch verstehen lernen, dass unsere Arbeit mit Geld belohnt wird, das wir zum Leben brauchen. [93] Ich würde sogar noch einen Schritt weiter gehen, denn ich bin der Meinung, dass ein Kind auch die aktive Gestaltung von Freizeit, sozialen Zusammenkünften und Selbstfürsorge miterleben sollte. Ein Kind lernt durch das Vorbild seiner Bezugspersonen, dass regelmäßige Pausen und die Balance zwischen Beruf und Freizeit genauso wichtig sind wie die gemeinsame Zeit als Familie. Wenn eine Mutter durch eine ausgewogene Lebensgestaltung nicht immer verfügbar ist, lernt das Kleinkind außerdem, dass die Übernahme von Verantwortung, Hilfsbereitschaft, Selbstbeschäftigung und Kreativität wichtige Kompetenzen für ein gelingendes Miteinander sind. Hinzu kommt ein weiteres Argument: Prekop und Schweizer sind der Ansicht, dass eine dauerhafte Zweierbeziehung zwischen Mutter und Kind zu einer übermäßigen Bindung führen kann. Das Kind könnte dann versäumen, mit Konflikten in unterschiedlichen Kontexten umzugehen und hierdurch „Ich-Stärke" zu entwickeln. Nicht nur das Kind wird zu sehr auf seine Mutter fixiert, sondern auch die Mutter auf das Kind. Das birgt die Gefahr, dass sich die Mutter über den „Erfolg" ihrer Erziehung und die Entwicklung bzw. die Errungenschaften ihres Kindes definiert. Die Gedanken kreisen dann zu sehr um das eigene Selbst und das Kind, an dessen Ende sich die Mutter ausgelaugt, unfrei oder unnütz fühlt. [94] Letztlich kannst nur du entscheiden, welcher Weg sich für dich richtig anfühlt. Wichtige Indikatoren dafür, dass du das richtige Maß gefunden hast, sind dein eigenes Wohlbefinden und das deines Kindes. Wenn du zu Hause mit deinem Kind trotz Arbeit überwiegend entspannt sein kannst und auch dein Kind ausgeglichen ist, dann hast du das richtige Maß gefunden. Kostet dich dein Mama-Alltag hingegen sehr viel Kraft und du hast das Gefühl, dich im „Mamsterrad" zu erschöpfen und auch dein Kind entwickelt ungewohnte Angewohnheiten, dann ist es Zeit, so gut es geht Anpassungen vorzunehmen. Vielleicht braucht es dann den Mut, dein Kind auch einmal anderen zu überlassen, so lernst du, nicht nur dir selbst, sondern auch deinem Kind etwas zuzutrauen und zu deinen Werten und Bedürfnissen zu stehen und dir Unterstützung zu holen, statt im Modus „Ich muss alles selbst machen" zu agieren.

Finde dein individuelles Mutterbild

Wie kannst du nun für dich Klarheit darüber erlangen, wie du als Mama sein und leben möchtest und welche Werte für dich eine „gute" Mutter ausmachen? Indem du dieses Buch liest, befindest du dich schon mitten im Prozess, die Antwort auf diese große Frage zu finden. Das dauert seine Zeit und umfasst am Ende nicht nur dein Mindset, sondern deinen Lebensstil und eine bewusste Ausrichtung all deiner Lebensbereiche. Hierbei unterstützt dich MAMA *Care*, sodass du eine bedürfnisorientierte Mutterschaft leben kannst, in der deine natürliche Balance im Fokus steht. Wenn ich mir selbst die Frage stelle, was für eine Mutter ich bin bzw. sein möchte, denke ich automatisch an das MAMA-*Care*-Rad. Es spiegelt nicht nur unser Leben mit all seinen Facetten wider, sondern zeigt uns auch, wie eine bedürfnisorientierte Mutterschaft gelingen kann, nämlich, indem wir sorgsam unsere Ressourcen und unsere Energie auf die verschiedenen Lebensbereiche verteilen. Wie du mit deiner Energie gut haushalten kannst, möchte ich dir später in diesem Kapitel zeigen. Zuvor möchte ich dir noch einen Gedanken zu unserem individuellen Mutterbild mitgeben: Auch unsere Kindheitserfahrungen bestimmen mit, wie wir uns als Mutter definieren. Früher oder später stellen wir uns die Frage, welches „Erbe" an Werten und Einstellungen wir beibehalten möchten und von welchen ungünstigen Prägungen wir uns eher befreien wollen. Mit dem Mamawerden beginnt ein neuer Lebensabschnitt, bei dem es darum geht, gleichzeitig vor- und wieder zurückgehen zu können. Denn „Mutterschaft bedeutet, sich mit den Anforderungen für die Zukunft und den Einflüssen der Vergangenheit auf die Gegenwart auseinanderzusetzen – jeden Tag"[95]. Wenn wir aus unserer Vergangenheit lernen und an ihr wachsen, bewegen wir uns gemeinsam mit unserem Kind stets nach vorn. Dein persönliches Mutterbild ist dabei dein Kompass oder Nordstern, der dich leitet.

Deine Energiebatterie

Das Bild der Energiebatterie steht für deinen Energiehaushalt und hilft dir, den „Ladestatus" in deinen verschiedenen Lebensbereichen einschätzen zu können, um eine Bilanz zwischen deinen Kraftquellen (Regeneratoren) und deinen Belastungen (Stressoren) ziehen zu können. Unser An- und Entspannungsprofil bzw. unser Stressprofil eines Tages bestimmt am Ende, wie viel Energie wir zu einer bestimmten Tageszeit zur Verfügung haben. Sind wir zum Beispiel im Dauerstress, schüttet unser Körper viele Stresshormone aus, die den Organismus auf Höchstleistung vorbereiten und sich an seinen Energiereserven bedienen. Entspannen wir uns hingegen regelmäßig oder gönnen uns sogar einmal eine etwas längere Pause, kann unser Körper wieder regenerieren, Stresshormone abbauen und die Energiebatterie wieder aufladen. Wie du schon weißt, können wir Stress auf den fünf Ebenen des Seins wahrnehmen: der emotionalen, mentalen, körperlichen, verhaltens- und der beziehungsbezogenen Ebene. Diese können uns zudem dabei helfen zu erforschen, wo wir Energie gewinnen und wo wir Energie verlieren. Obwohl diese Ebenen untrennbar miteinander verbunden sind, kann es hilfreich sein, sie separat zu betrachten. Erhalten wir zum Beispiel eine schlechte Nachricht und sind darüber sehr traurig, kann es sein, dass wir am Ende des Tages emotional so ausgelaugt sind, dass unsere Energiebatterie leer ist. Genauso kann dies auf mentaler Ebene passieren, zum Beispiel wenn wir bis zum Nachmittag sehr konzentriert gearbeitet haben und danach noch mit unserem Kind den Großeinkauf im Supermarkt machen, bei dem wir dauernd aufpassen müssen, dass es nicht sämtliche Regale ausräumt. Dann „entladen" wir auf mentaler Ebene und uns raucht abends der Kopf. In diesen und ähnlichen Stresssituationen bestimmt immer das *Wie* ganz wesentlich, wie viel Energie wir in diesen Momenten verlieren. Das bedeutet, *wie* gut du in der Lage bist, dich selbst zu regulieren. Dieses *Wie* bzw. deine Fähigkeit, deinen Körper in als stressig erlebten Situationen bewusst in die Entspannungsantwort zu bringen, bestimmt am Ende auch deine Resilienz. Somit ist deine Energiebatterie auch ein Indikator für deine Stress- bzw. Selbstregulation, welche wir in diesem Buch gemeinsam stärken. Denn das Ziel von MAMA *Care* ist, dass du immer wieder schnell in deine natürliche Balance zurückfindest. Hierzu schauen wir uns in der Übung „Meine Energiebatterie" deine Stressoren (Belastungen) und deine Regeneratoren (Kraftquellen) an. Diese Übung hilft dir zu reflektieren, welche Dinge im Alltag dir prinzipiell Energie rauben und welche dir Energie schenken und ob diesbezüglich ein Ungleichgewicht besteht. Im nächsten Schritt schauen wir uns dann an, an welchen Faktoren du arbeiten kannst bzw. wo Veränderungen in deinem Mama-Alltag notwendig sind. Für diese Übung brauchst du etwas Ruhe und Zeit und vor allem Ehrlichkeit zu dir selbst. Bewerte nicht, sondern sei offen für eine neue Perspektive, die dir diese Übung ermöglicht.

Meine Energiebatterie

Denke über deinen momentanen Familienalltag nach und überlege, welche Belastungen und Kraftquellen es für dich gibt. Bedenke, dass es auch Aspekte gibt, die beides sein können. Erstelle dir eine Tabelle, in die du deine Belastungen und Kraftquellen wie in dem Beispiel einträgst. Wenn du fertig bist, prüfe deine Übersicht. Wie ist der aktuelle Zustand deiner Ladebatterie? 40 Prozent? 70 Prozent? Du kannst dir nun SMARTE Ziele setzen: Versuche zum Beispiel, eine Belastung und eine Kraftquelle pro Woche aktiv anzugehen und zu verändern.

Belastungen (Stressoren)	Kraftquellen (Regeneratoren)
• eigener Perfektionsanspruch • ich fühle mich allein • strenger Tagesablauf • ich kann keine Aufgaben abgeben • ich kann schwer Nein sagen • nächtliches Rumtragen des Babys • Besuch der Schwiegereltern • Termine des großen Kindes (Turnen)	• Telefonate mit meiner Freundin • innere Haltung: Auch 70 Prozent sind gut! • Zusagen nur bei voller Energiebatterie • Spaziergänge in der Natur • Zeit mit dem Partner • Mama-Kind-Treffen 1x/Woche • 20 Min. Yogapraxis 2x pro Woche • 10 Minuten Meditation am Morgen

Achtsamkeit im Familienalltag

In diesem Buch habe ich schon öfter über Achtsamkeit gesprochen, hier möchte ich diesem wichtigen Thema noch ein paar Gedanken widmen, denn es ist nach meiner Überzeugung das Fundament für deine gelingende Selbst- und Coregulation und deine natürliche Balance. Nur wenn wir *achtsam* im Hier und Jetzt sind, und zwar nicht nur körperlich, sondern auch geistig, können wir unsere innere Welt mit unserer äußeren in Einklang bringen und auch die kleinen Augenblicke des Lebens wahrnehmen, in denen die Möglichkeit für Wachstum und Veränderung verborgen liegt.

Leider ist die deutsche Übersetzung des englischen Wortes „Mindfulness“ ungünstig gewählt, denn das Wort „Achtsamkeit“ suggeriert, dass wir immer wachsam, immer aufmerksam und auf der Hut sein zu müssen. Dabei sind wir Mamas doch eh schon meist mehr „Human Doings“ als „Human Beings“. Der Achtsamkeitslehrer Lienhard Valentin beschreibt Achtsamkeit vielmehr als einen „Seins-Modus", denn Achtsamkeit können wir nicht aktiv „tun". Achtsamkeit ist vielmehr die Möglichkeit, unseren inneren Kompass neu auszurichten und uns achtsam mit unserem Körper und unserer inneren Welt zu verbinden. Deshalb steht die Achtsamkeit für Lienhard Valentin auch für die Erinnerung an die Liebe zu unseren Kindern und uns selbst. Diese geht uns auf natürliche Art und Weise im Alltag immer wieder verloren. Es soll auch gar nicht unser Anspruch als Mama sein, immer achtsam zu sein. Achtsamkeit ist kein To-do, das wir täglich abhaken, oder ein Vorsatz zur Selbstoptimierung, den wir von heute auf morgen umsetzen müssen. Vielmehr ist es ein Prozess, der Zeit kostet. Oft spüren wir die innere Veränderung, die kleine achtsame Auszeiten in unserem Alltag bewirken, nicht sofort, es ist ein langfristiger Effekt, auf den wir uns freuen dürfen. Am Ende sind wir in der Lage, unseren Herausforderungen empfänglich und unvoreingenommen zu begegnen. Wichtig ist dabei, dass Achtsamkeit „verkörperlicht" sein muss, das bedeutet, wir müssen ein Körpergewahrsein entwickeln und wieder anfangen, unsere Körpersignale und -reaktionen wahrzunehmen und so das Leben mit allen Sinnen erleben. Denn unser Körper ist immer im Hier und Jetzt, auch dann, wenn unser Geist abschweift oder unsere Emotionen mit uns durchgehen.

Nur so können wir in Einklang mit uns selbst eine natürliche Balance finden und selbst zu unserer besten Freundin werden. Wir sind uns nah, stärken uns selbst den Rücken und sind mit unseren Bedürfnissen verbunden. Dies hat nichts mit Selbstoptimierung zu tun, sondern ist gelebte Selbstliebe.

Mehr Achtsamkeit im Familienalltag

- Konzentriere dich auf etwas Schönes, wenn du dich draußen aufhältst.
- Gönne dir etwas zu essen/zu trinken, das du wirklich liebst und esse/trinke es achtsam.
- Sei achtsam, wenn du den Haushalt erledigst. Nimm achtsam den Geruch frischer Wäsche wahr.
- Koche achtsam, ggf. auch mit deinen Kindern.
- Beobachte deine Kinder: Wie sehen und erleben sie die Welt?
- Schmuse achtsam mit deinen Kindern.
- Erlaube dir, die Welt gelegentlich durch Kinderaugen zu sehen.
- Sei achtsam, wenn du mit deiner Familie/Freunden/Bekannten kommunizierst.

Ein erster kleiner Schritt: Dein Achtsamkeitsmoment

Wenn dein Familienalltag im Moment so stressig ist, dass du kaum Zeit für dich hast, beginne mit einem einzigen Moment der Achtsamkeit (1–3 Minuten) pro Tag. Versuche, deinen Körper oder eine Aktivität ganz bewusst wahrzunehmen. Alternativ kannst du einmal pro Woche eine kleine Achtsamkeitsübung durchführen, die z.B. wie folgt aussehen kann:

Achtsamkeitsübung „Sleep like an Angel“

Eine schöne Übung der Achtsamkeits-Pioniere Myla und Jon Kabatt Zinn geht wie folgt:

- Schritt 1: Setze dich ans Bett deines Kindes, wenn es gerade schläft. Betrachte es liebevoll und erinnere dich an deine Liebe zu ihm und eure tiefe Bindung.
- Schritt 2: Denke dann an all die Dinge, die neben den ganzen Herausforderungen im Alltag zwischen euch passieren. Zu oft

fokussieren wir uns im Alltag auf Probleme, Konflikte, Situationen, die nicht gut gelaufen sind. Häufig entgleiten uns die schönen kleinen Momente des Alltags, die uns glücklich machen könnten. Am Ende eines Tages ist unser Sack leer, weil wir diese kostbaren Mikromomente nicht wahrgenommen haben.

- Schritt 3: Erinnere dich an drei kleine Juwelen, an drei Momente am heutigen Tag, die dich zum Lächeln gebracht und dankbar gemacht haben.

Empathie und Mitgefühl

Unsere Mutterliebe, die uns die Natur schenkt, sobald wir Mama werden, steht für Fürsorglichkeit und Einfühlungsvermögen. Doch was steckt hinter dem großen Wort „Einfühlungsvermögen“? Ich sehe es als Oberbegriff für Empathie und (Selbst-)mitgefühl. Jetzt denkst du dir vielleicht: Das ist doch alles dasselbe, Hauptsache ich liebe mein Kind und gehe adäquat auf seine Bedürfnisse ein. Das ist erst mal richtig und gut, doch kennst du vielleicht das Paradox, auf die Bedürfnisse und Gefühle deines Kindes wunderbar eingehen zu können und zugleich deine eigenen immer wieder zurückzustellen oder als „nicht so wichtig“ zu erachten? Oder vielleicht ist es dir auch schon einmal passiert, dass du so sehr mit einer anderen Person mitgefühlt hast, dass dich deren Gefühle völlig vereinnahmt haben? Aus diesem Grund ist es durchaus sinnvoll, zwischen Empathie und Mitgefühl zu unterscheiden, und zwar sogar auf neuronaler Ebene. Dabei werden Empathie und Mitgefühl unterschiedlichen Hirnregionen zugeschrieben. [96]

Beide Fähigkeiten schenken dir ein Gefühl der sozialen Verbundenheit und die Möglichkeit, aus deiner eigenen Welt in die des anderen einzutauchen.

Sie gehen zwar Hand in Hand und helfen dir, mit der Gefühlswelt deines Gegenübers in Kontakt zu kommen, doch ist deren Wirkung auf deine eigene innere Welt unterschiedlich: Empathie ist die Fähigkeit bzw. die Bereitschaft, die Gefühle, Gedanken und Erfahrungen anderer bewusst wahrzunehmen, nachzuvollziehen und in sich selbst „nachfühlen" zu können. Mitgefühl und liebende Güte beinhalten darüber hinaus einen weiteren wichtigen (selbstschützenden) Aspekt: Sie stehen für eine wohlwollende Haltung gegenüber anderen Menschen, unabhängig davon, ob diese dir nahestehen und du sie magst oder nicht.

Mitgefühl schenken

- Fällt es dir leicht, auch in emotional schwierigen Situationen bei dir zu bleiben?
- Bist du bereit, die Gefühle/Emotionen deines Gegenübers nachzuempfinden?
- Hast du zugleich auch einen guten Zugang zu deinen eigenen Empfindungen und kannst diese gut regulieren?
- Oder bist du zwar in der Lage, dich emotional auf dein Gegenüber einzustimmen, aber dessen Empfindungen vereinnahmen dich schnell?

Mitgefühl schließt mit ein, dass du dir der Bedürfnisse deines Gegenübers bewusst bist und ein ehrliches Interesse daran hast, ihn/sie zu unterstützen oder sie/ihn von seinem/ihrem Leiden zu befreien. Dies kann damit einhergehen, dass du die Gefühle der anderen Person nachempfinden kannst, jedoch ist dies oft nicht ausreichend, um tatsächlich eine Haltung des Mitgefühls einnehmen zu können. Hierfür braucht es den ehrlichen

Wunsch bzw. das übergeordnete Anliegen, jemandem anderen, der leidet, zu helfen. Dies verhindert, dass du dich selbst im Leid des anderen verlierst, und ermöglicht es dir, eine selbst-dienliche Perspektive zu bewahren, in der du handlungsfähig bleibst. Gerade beim Umgang mit Kindern und deren Gefühlen kann dir Mitgefühl helfen, nicht in eine Art „Empathie-Müdigkeit" zu verfallen, in der dir selbst die Kraft fehlt, die Empfindungen deines Gegenübers zu ertragen. Dies ist besonders dann sehr nützlich, wenn unser Kind oder eine nahestehende Person krank ist und wir tapfer Beistand und Unterstützung leisten möchten.

Sind wir sehr empathisch und können uns jedoch nicht im Sinne des Mitgefühls bewusst von den Empfindungen des Gegenübers distanzieren und sie als „nicht zu unserer eigenen inneren Welt gehörig" einstufen, besteht die Gefahr, dass diese Empfindungen uns destabilisieren. Dies kann insbesondere dann der Fall sein, wenn wir gewisse Kindheitserfahrungen noch nicht bewusst verarbeitet haben. Wenn die Emotionen des anderen uns in Stress versetzen und uns Energie rauben, hilft es zu verstehen, warum eine gewisse Situation überhaupt entstanden ist. Auch vergessen wir oft zu hinterfragen, warum wir selbst auf eine gewisse Art und Weise reagieren oder fühlen – es fehlt uns an Selbstempathie.

Sich selbst annehmen

Oft sind wir Mamas sehr fürsorglich und einfühlsam im Umgang mit unserem Kind, gegenüber uns selbst oder anderen Mitmenschen, wie zum Beispiel dem Partner, sind wir vor allem unter Stress jedoch weniger mitfühlend. Wir vernachlässigen uns selbst, stellen unsere Bedürfnisse stets hinten an und haben wenig Verständnis, wenn sich etwa der/die Partner/in abends nach der Arbeit auch noch eine Stunde Zeit für sich wünscht. Doch Empathie nur gegenüber unseren Kindern zu leben, käme einer Selbstaufopferung gleich. Und wenn wir uns zu sehr dafür verantwortlich fühlen, wie sich unser Kind und auch andere Mitmenschen fühlen, wird die emotionale Last sehr groß. Zur Selbstempathie zählt auch, wie du mit dir selbst sprichst und was du über dich denkst. Abwertend, anschuldigend oder negativ mit dir selbst zu sprechen, hilft dir nicht, Herausforderungen zu meistern. Es raubt dir Energie, mindert deinen Selbstwert und deine Resilienz und führt zu unsichtbarem Stress. Bist du mit dir selbst hingegen in liebevollem Kontakt und kannst dich ermutigen und Halt geben, ist die Wahrscheinlichkeit viel größer, dass deine Aufgaben dich nicht überfordern. Du übernimmst so bewusst Verantwortung für dein eigenes emotionales Wohlbefinden und begibst dich nicht in eine Abhängigkeit vom Verständnis und der Fürsorge anderer. So aktivierst du im Gehirn die Inselregion, das limbische System und deine Dirigentin, den präfrontalen Cortex, die dir dabei helfen, die stressige Situation erfolgreich zu meistern und eine selbst-dienliche Perspektive einzunehmen.

Wenn Empathie und Mitgefühl Hand in Hand gehen, sind sie ein Teil deiner Selbstregulation und somit Resilienzfaktoren, die dich in schwierigen Situationen stärken.

Zudem sind Menschen, die sich selbst gegenüber sehr empathisch sein können, auch empathischer gegenüber anderen Menschen. Das bedeutet für dich konkret: Indem du für dich selbst Mitgefühl empfindest, bist du auch eine einfühlsamere Mutter, Partnerin oder Freundin. Die folgende Übung eröffnet dir einen guten Zugang zum Thema (Selbst)Mitgefühl:

Selbstempathie

Schritt 1: Reflektiere zunächst über die Sprache, die du gegenüber dir selbst wählst:

- Wie spreche ich mit mir selbst? Bin ich nachsichtig mit mir, oder bewerte, vergleiche und kritisiere ich mich überwiegend?
- Wie spreche ich mit mir in Stresssituationen oder wenn mir etwas nicht gelingt?
- Wann beschuldige, verurteile oder schäme ich mich?
- Wann schenke ich mir Verständnis und Zuversicht?

Schritt 2: Denke nun an deine Mitmenschen:

- Wenn du mit deiner besten Freundin so sprechen würdest, wie du mit dir sprichst, wie würde sie sich fühlen?
- Wie behandeln dich deine Mitmenschen?
- Wer schenkt dir Empathie und Mitgefühl?
- Kannst du es diesen Menschen mitteilen, wenn du ihre Empathie und ihr Verständnis brauchst?

Schritt 3: Das nächste Mal, wenn du in einer herausfordernden Situation mit dir selbst sprichst, versuche dir vorzustellen, dass du zu einer lieben Freundin sprichst. Wenn es dir nur schwer gelingt, kannst du dir auch vorstellen, dass du selbst deine beste Freundin bist, die zu dir spricht. Wähle Gedanken der Empathie.

Deine Toolbox

- Interview mit dem Achtsamkeitslehrer Lienhard Valentin
- Meditation für mehr (Selbst-)Mitgefühl
- Übung: Ich als Mama – mein innerer Kompass & Nordstern
- Stresspuffer-Aktivitäten nur für Mamas und mit Kind
- Anregungen für mehr Achtsamkeit im Familienalltag

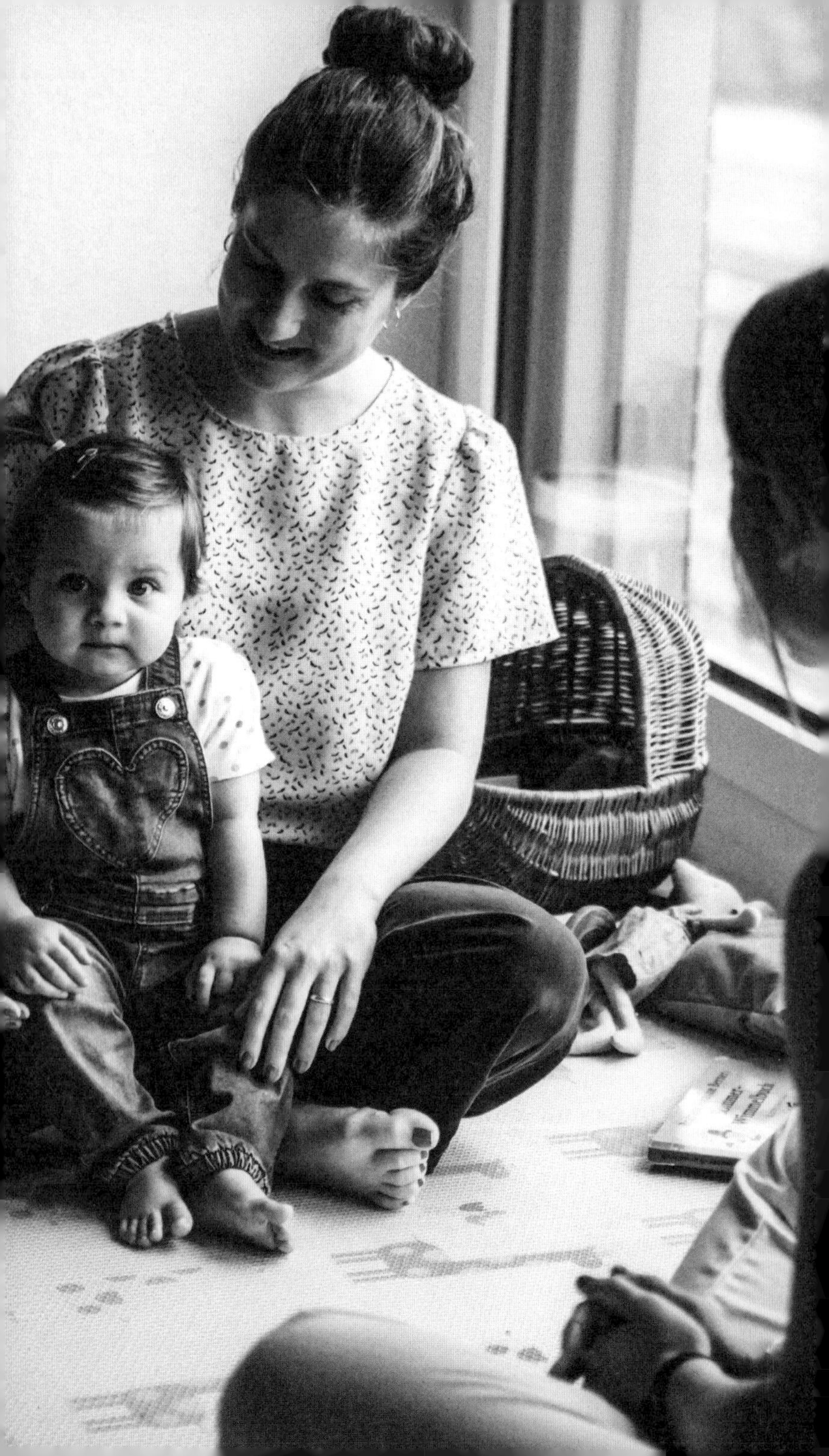

In connection

MAMA *Care* & SOZIALE VERBUNDENHEIT

„Connection is why we are here; it is what gives purpose and meaning to our lives."[99]

BRENÉ BROWN

Nachdem wir uns nun im letzten Kapitel ausführlich mit deiner Selbstregulation beschäftigt haben, geht es nun „ans Eingemachte", und zwar an die wohl wichtigste und zugleich schwierigste Aufgabe für uns Mamas: die Coregulation deines Kindes. Als Coregulation bezeichnet man den interaktiven, dynamischen Prozess zwischen dir und deinem Kind, durch den du es unterstützt, seine eigenen Gefühle, Körperempfindungen, Gedanken und sein Verhalten wahrzunehmen und zu regulieren. Diese bewusste Interaktion beginnt bereits bei der Geburt und ist ein Leben lang von Bedeutung. Demzufolge werden auch wir Mamas ein Leben lang durch die Interaktion mit unseren Mitmenschen coreguliert. Eine sichere Coregulation, insbesondere in den ersten 1 000 Tagen, ist für dein

Kind essenziell, um Selbstvertrauen, ein gut funktionierendes Stressregulationssystem und Resilienz zu entwickeln. Durch den Prozess der Coregulation hilfst du deinem Kind, kognitive, emotionale und verhaltensbezogene Strategien zur Selbstregulation zu entwickeln, wie zum Beispiel:

- sich zu entspannen und seinen Stress zu bewältigen
- Emotionen zu regulieren & Gedanken zu kontrollieren
- Probleme zu lösen und sich in Akzeptanz zu üben
- Bedürfnisaufschub, Impulskontrolle & Frustrationstoleranz aufzubauen
- sich Selbstmitgefühl zu schenken
- eine soziale Kompetenz & Verbundenheit zu entwickeln

Mit all diesen Themen beschäftigt sich dieses Buch, da sie gleichermaßen essenziell für deine eigene Selbstregulation sind. Eine gute Selbstregulation ist Grundvoraussetzung für eine sichere Coregulation deines Kindes, wobei dies gerade in herausfordernden Situationen von besonderer Bedeutung ist. Denn gerade dann benötigt dein Kind am meisten Hilfe, um sich zu beruhigen und in seine Balance zu finden. MAMA *Care* soll dich dabei unterstützen, deine Selbstregulation mit der Coregulation deines Kindes vor allem auch in als stressig erlebten Momenten in Einklang zu bringen. Hierzu setzen wir uns in diesem Kapitel mit hierfür wichtigen Kernkompetenzen auseinander, wie Achtsamkeit, geteilte Empathie, aktive Bedürfnisbefriedigung, emotionale Sättigung und soziale Kompetenz. Diese gesundheitsfördernden Ressourcen bilden das Fundament für eine gelingende „bedürfnisorientierte Mutterschaft“. Darauf komme ich zu in diesem Buch noch einmal zurück.

Natürliche Balance in einer bedürfnisorientierten Mutterschaft

Viele Mamas stellen sich die Fragen, wie sie lernen können, die Signale ihres Kindes richtig zu deuten, und was eigentlich „adäquates" Reagieren auf diese Signale bedeutet. Die Antwort ist erst einmal recht simpel: Stärkst du deine eigene Fähigkeit zur Selbstregulation, so hast du schon einmal die wichtigste Grundlage für eine sichere Coregulation deines Kindes geschaffen. Und dabei geht es nicht nur darum, dass du deine Gefühle, Emotionen und Gedanken „im Griff" hast und dein Verhalten reflektierst, bevor du automatisch reagierst. Sondern es geht vor allem darum, dass du auch deine eigenen Bedürfnisse wahrnimmst, dich emotional sättigst und auch deinem Körper und deinem Geist die Möglichkeit gibst, immer wieder in ihr Gleichgewicht (Homoöstase) zurückzukehren. Stelle dir vor, du bist ein großes Gefäß. Ist dieses voll von Anspannung, Erschöpfung, Unzufriedenheit, Sorgen und unangenehmen Emotionen, kannst du die Gefühle und Bedürfnisse deines Kindes nicht in dein Gefäß aufnehmen, um sie dann liebevoll zu regulieren. Ist dein Gefäß hingegen recht leer, weil du in deiner natürlichen Balance bist, ist noch genügend Platz für die Belange deines Kindes. Das erfordert jedoch, dass du dir bewusst machst, dass gerade die ersten Lebensjahre deines Kindes immer wieder Gelegenheiten bieten, deine eigenen Bedürfnisse ernst zu nehmen und früher oder später zu stillen (denn sonst fehlt dir irgendwann die Kraft, dich um dein Kind zu kümmern). So ist jeder Hilferuf deines Kindes eine indirekte Einladung, dich im gleichen Moment zu fragen, welches deiner Bedürfnisse gerade genauso Aufmerksamkeit braucht. Im Folgenden möchte ich dir zeigen, wie es dir gelingen kann, euer beider Bedürfnisse gleichzeitig zu befriedigen – du wirst sehen, das wird dir immer besser gelingen. Dann stehen sich Selbst- und Coregulation bzw. Selbst- und Fremdeinfühlung nicht mehr im Sinne einer Diskrepanz gegenüber, sondern bedingen sich gegenseitig und passieren im Wechselspiel.

Das Bild der Waage

Du kannst dir die bedürfnisorientierte Mutterschaft wie eine Waage vorstellen Auf der „Mama-Seite" stehen deine Fähigkeit zur Selbstregulation, deine innere Homöostase (dein Gleichgewicht), die wir durch Aktivierung deiner individuellen Gesundheitsressourcen stärken wollen, deine emotionale Sättigung (auf die ich gleich noch zu sprechen komme) und natürlich deine Bedürfnisse. Auf der „Kind-Seite" stehen die Coregulation, die deinem Kind dabei hilft, seine innere Homöostase aufrechtzuerhalten, die emotionale Abhängigkeit des Kindes und die kindlichen Bedürfnisse. Die Waage kann in ihrer natürlichen Balance bleiben, wenn du durch geteilte Empathie aktiv sowohl deine Bedürfnisse und gleichzeitig auch die deines Kindes befriedigst. Wie das gelingen kann, erkläre ich dir nun.

„Natürlich" ist diese Balance deshalb, weil die Natur jeder Mama eine Ausstattung schenkt, die sie gleichsam für sich selbst nutzen kann. Durch die Umstrukturierung des Gehirns und beispielsweise die vermehrte Freisetzung von Oxytocin kannst du die Bedürfnisse deines Kindes, aber auch deine eigenen, besser wahrnehmen und dein Stresssystem und unangenehme Emotionen besser regulieren. Bist du selbst in deiner natürlichen Balance (intrapersonelle Balance), kannst du auch deinem Kind helfen, in seine natürliche Balance zu finden (interpersonelle Balance).

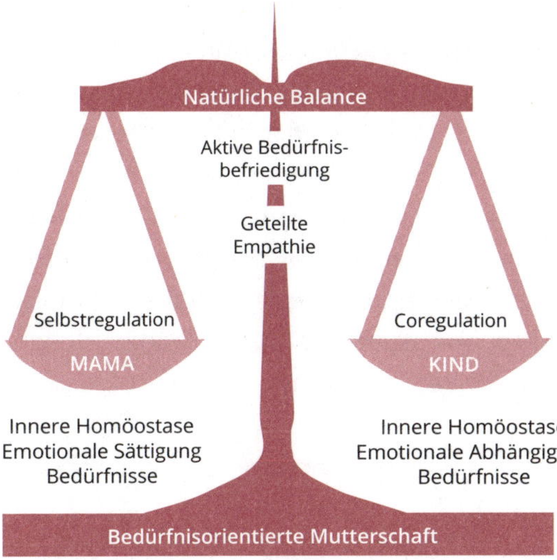

Balance of needs: Empathie, Bedürfnisbefriedigung und emotionale Sättigung

Falls du dir nun denkst, das ist leichter gesagt als getan, denn mein Baby fordert eine sofortige Befriedigung seiner Bedürfnisse und das 24/7, dann muss ich dir zunächst einmal recht geben. Gerade in den ersten Lebensmonaten sind Babys sehr bedürftig, da sie Fähigkeiten wie Bedürfnisaufschub, Impulskontrolle oder Frustrationstoleranz schlichtweg noch nicht besitzen. Dies bedingt, dass wir stets prompt auf die kindlichen Belange eingehen müssen und wenig Zeit für die eigenen Bedürfnisse bleibt. Ab dem 1. Lebensjahr bzw. im Kleinkindalter wird die Zeitspanne, die unsere Kinder auch einmal warten können, bevor wir ihnen unsere volle Aufmerksamkeit schenken, ganz langsam etwas länger. Natürlich können auch Kleinkinder ihre Bedürfnisse noch nicht lange aufschieben, doch ist es leichter, sie abzulenken oder mit einfühlsamen Worten noch für eine gewisse Zeit zu beruhigen. Ich möchte dir nun zeigen, wie du die Momente, in denen dein Kind dich braucht, trotzdem als Übungsfelder nutzen kannst. Denn die „Child *Care*“, die wir als Mamas täglich leisten, ist der individuelle Rahmen, in dem sich deine MAMA *Care* entfalten darf. Um diesen langen Weg geduldig bis zum Ende gehen zu können, brauchst du einen Nordstern, der dich leitet. Dieser Nordstern ist in diesem Fall die „Balance of needs“. Um diese zu erläutern, möchte ich dir die Prinzipien der „aktiven Bedürfnisbeantwortung“ und der „geteilten Empathie“ vorstellen.

Aktive Bedürfnisbeantwortung: Im unsichtbaren Kontakt mit dir

Ich unterscheide beim Umgang mit Bedürfnissen zwischen einer aktiven und einer passiven Art und Weise. Von einer passiven Bedürfnisbeantwortung spreche ich immer dann, wenn eine andere Person unser Bedürfnis beantwortet, sei es, weil wir nicht in der Lage dazu sind (z.B. dein Baby) oder weil wir die Verantwortung hierfür an eine andere Person abgeben, weil wir das Gefühl haben, ein Bedürfnis nur im Miteinander stillen zu können (z.B. Bedürfnis nach Nähe, Liebe, Sicherheit oder Anerkennung). Die aktive Bedürfnisbeantwortung steht für ein eigenverantwortliches Kümmern um unsere Bedürfnisse. Die Art und Weise, wie wir auf unsere Bedürfnisse reagieren, ist hier von Bedeutung: Dabei besteht für mich ein wesentlicher Unterschied zwischen dem „Stillen“ und dem „Befriedigen“ von Bedürfnissen. Unter „Stillen“ verstehe ich, dass wir auf Bedürfnisse kurz-, mittel- oder langfristig so reagieren, dass sie gestillt sind und für eine Zeit lang verschwinden. (Beispiel: Dein Baby weckt dich, weil es Hunger hat, und du gibst ihm Milch.) Mit „Befriedigen“ meine ich, dass wir Bedürfnisse bewusst wahrnehmen, annehmen und sie würdigen, indem wir Wege finden, wie wir prompt auf diese reagieren können, sodass unser Körper und Geist merken, dass wir uns ihrer annehmen. Das Bedürfnis kann durchaus weiterhin bestehen, doch reduzieren wir dessen Dringlichkeit bzw. dessen Ausmaß durch eine liebevolle Zuwendung. (Beispiel: Du bist sehr müde und befriedigst dein Bedürfnis nach Schlaf, indem du es dir auf einem weichen Sessel gemütlich machst und während des Stillens eine tiefe Entspannung zulässt; den Schlaf wirst du dir später holen, wenn Papa das Baby betreut.) Mit dieser Differenzierung sind auch verschiedene Arten, wie wir auf Bedürfnisse reagieren können, assoziiert. Hierbei unterscheide ich zwischen äußerer/sichtbarer Bedürfnisbeantwortung und innerer/unsichtbarer Bedürfnisbeantwortung. Die innere/unsichtbare Bedürfnisbeantwortung im Sinne des Befriedigens eines Bedürfnisses ist uns immer möglich. Es geht hierbei vor allem darum, eine selbstdienliche Perspektive einzunehmen, um sich die jeweilige Situation angenehmer zu machen und das Stillen deines Bedürfnisses noch etwas aufzuschieben. So reduzierst du Stress, kannst die Situation annehmen und Wege finden, wie du dein eigenes Bedürfnis zeitnah stillen kannst. Die äußere/sichtbare Bedürfnisbeantwortung hingegen können wir oft nicht gleichzeitig mit dem Stillen des Bedürfnisses unseres Kindes umsetzen, dafür braucht es Zeit oder auch Organisation. Wichtig ist, dass du das Stillen deiner Bedürfnisse nicht zu lange aufschiebst, sonst gerät dein Körper zu sehr aus seinem Gleichgewicht.

Was ich dir vor allem zeigen möchte, ist: Du kannst zu *jeder Zeit* deine Bedürfnisse beantworten – mit Aufmerksamkeit, Selbstfürsorge und Akzeptanz – und so in deine natürliche Balance zurückfinden und dein Kind auch unter Stress sicher coregulieren. Lass uns an dieser Stelle noch einmal wiederholen, welche Grundbedürfnisse wir als Menschen, aber insbesondere Babys und Kleinkinder haben, denn gerade Letztere sind noch einmal vielfältiger und teilweise schwieriger zu erkennen:

Grundbedürfnisse eines Babys

- Nahrung, Hunger
- Stillen nach Bedarf
- Schlaf
- Ausscheidung (Windelwechseln)
- Nähe & Wärme
- Liebe & Zuwendung

Bedürfnisse von Kindern

- Autonomie &Entfaltung
- Zugehörigkeit & Nähe
- Verständnis & Hilfe
- Ruhe & Erholung
- Vertrauen & Gerechtigkeit
- Freiheit & Freude
- Spielen, Erkunden & Lernen
- Orientierung & Struktur

Geteilte Empathie: Ich bin bei dir und bin bei mir

Die Vorstellung, auf ein seit 30 Minuten heftig weinendes, von Blähungen geplagtes Baby empathisch eingehen zu müssen und sich gleichzeitig in Selbstempathie zu üben, scheint erstmal unmöglich. Welche Mutter hat bitte diese innere Gelassenheit und diese Energie? Wahrscheinlich nur wenige. Deswegen möchte ich nun mit dir über die zweite wichtige Kernkompetenz sprechen, mit deren Hilfe du Selbst- und Coregulation und somit dich und dein Kind in eine natürliche Balance bringen kannst. Bereits im vorherigen Kapitel haben wir uns mit dem Thema Empathie und Selbstempathie befasst. Darauf aufbauend stelle ich dir nun die „geteilte Empathie" vor. Bei dieser sind Empathie und Selbstempathie so eng miteinander gekoppelt, dass in jeder Situation der Fremdeinfühlung gleichsam eine Selbsteinfühlung stattfindet. Die Natur stellt uns Mamas eine optimierte Fähigkeit zum Multitasking sowie ein großes Lernpotenzial unseres Gehirns zur Verfügung. So bist du in der Lage, Schritt für Schritt zu lernen, durch geteilte Empathie eurer beider Bedürfnisse zu stillen. Bitte bedenke, dass ich dir hiermit nicht ein *gleichzeitiges* Stillen eurer Bedürfnisse beibringen möchte. Dies wäre oft allein aufgrund äußerer Umstände ein unrealistisches Vorhaben. Stattdessen stelle ich dir ein Prinzip vor, das in verschiedenen Schritten Selbst- und Fremdeinfühlung miteinander koppelt.

5 Schritte, wie du eure Bedürfnisse gleichzeitig befriedigen kannst

Fremdeinfühlung:

1. Eure Situation: Um welche Situation handelt es sich? Welche Rolle/Position nimmt dein Kind ein?
2. Gefühle & Körpersignale: Welche Signale sendet dir dein Kind?
3. Welche Gefühle stecken hinter seinen Signalen?
4. Bedürfnis: Welches Bedürfnis hat dein Kind gerade?
5. Handlung/Bedürfnisbeantwortung: Was kannst du nun konkret tun, um dieses Bedürfnis zu stillen?

Selbsteinfühlung

1. Eure Situation: Um welche Situation handelt es sich? Welche Rolle/Position nimmst du ein?
2. Gefühle & Körpersignale: Wie ging es dir emotional, bevor dein Kind sein Bedürfnis geäußert hat? Was macht die Situation bzw. machen die Gefühle deines Kindes mit dir? Welche eigenen Gefühle und Körpersignale kannst du wahrnehmen?
3. Bedürfnis: Welches Bedürfnis steckt hinter deinen Gefühlen?
4. Handlung/kurzfristige Bedürfnisbeantwortung, zum Beispiel: Nimm drei tiefe Atemzüge / Mache eine MiMi, die dir guttut / Folge dem SADH Prinzip / Gib dir selbst – wie einer guten Freundin – mentalen Zuspruch.
5. Planung der langfristigen Bedürfnisbeantwortung:
    a. Versuche, eine Haltung der Akzeptanz einzunehmen.
    b. Frage dich: Was kann ich wie und wann tun, um meinem eigenen Bedürfnis nachzukommen und es zu stillen?
    c. Frage dich: Wie kann ich das nächste Mal anders auf die Situation reagieren (vorrausschauende Bedürfnisbeantwortung)?

Du kannst dieses Prinzip auf jede Situation im Alltag anwenden. Egal, ob es Grundbedürfnisse sind, die es täglich zu stillen gilt, oder ob du Wutausbrüche deines Kleinkindes begleiten musst. Hast du das Prinzip einmal verinnerlicht, wirst du es ganz automatisch im Mama-Alltag umsetzen können. Was dir zusätzlich hilft: Fokussiere dich auf die Körpersignale deines Kindes und deine eigenen. Kannst du wahrnehmen, wann dein Kind sich nach und nach entspannt? Und wie verändert sich dein eigener Puls, dein Druck auf der Brust? Indem du auch deine Aufmerksamkeit „teilst" und sie bewusst zu euren Körpersignalen lenkst, kannst du ein Phänomen wahrnehmen, das ich dir bereits zu Beginn des Buches vorgestellt habe: dass sich eure beiden Körperprozesse aufeinander einschwingen. Das ist die Magie, die hinter der Coregulation steckt. Herzlichen Glückwunsch, liebe Mama!

Emotionale Sättigung: Die Basis der geteilten Empathie

In meinen Ausführungen zum Bild der Waage habe ich bereits die „emotionale Sättigung" auf der mütterlichen Seite erwähnt, die mit deinen Bedürfnissen eng verbunden ist. Jedes Bedürfnis, sei es gestillt oder ungestillt, erzeugt in uns ein Gefühl bzw. eine Emotion. Wenn du zu lange deine Bedürfnisse ignorierst, kann es passieren, dass du emotional „aushungerst". Das hat schwere Konsequenzen, denn zum einen macht es dich weniger feinfühlig gegenüber deinen Mitmenschen, insbesondere deinem Kind, und zum anderen wird dein Unterbewusstsein sich früher oder später melden und auf eine andere Weise versuchen, deine Bedürfnisse zu betäuben oder ersatzweise zu befriedigen. Das Ergebnis: Eine sichere Coregulation ist dann nicht mehr möglich. Denke noch einmal an das zuvor erwähnte Gefäß. Ist es voll von unbefriedigten Bedürfnissen, haben die Bedürfnisse deines Kindes kaum noch Platz, ist es hingegen nur halb voll oder fast leer, weil du mit deinen Bedürfnissen in Kontakt stehst und diese, so gut es geht, stillst, ist genügend Platz. Mit emotionaler Sättigung meine ich die Befriedigung deiner Grundbedürfnisse, jedoch auch die Würdigung deiner möglichen „Schattenseiten" bzw. die Zuwendung zu deinem verlassenen Inneren Kind. Nur, wenn du dir erlaubst, auch tieferliegende Bedürfnisse zuzulassen und mit diesen zu arbeiten, bist du wirklich emotional gesättigt und läufst nicht Gefahr, in bestimmten Situationen immer wieder getriggert zu werden und die Kontrolle zu verlieren.

7 Tipps zur Stärkung deiner emotionalen Sättigung:

1. Kenne deine Prägungen und Trigger – übe dich in innerer Arbeit.
2. Übernimm Verantwortung für deine Bedürfnisse und deine Empfindungen.
3. Priorisiere deine Bedürfnisse und Emotionen.
4. Übe dich in Selbstempathie: Mache immer wieder kleine „Check-ins" (Wie geht es mir gerade? Was brauche ich?).
5. Lerne, deine Bedürfnisse und Empfindungen zu kommunizieren.
6. Priorisiere deine MAMA *Care* & deine körperliche Gesundheit.
7. Suche dir Gleichgesinnte/Unterstützer, die dir Halt geben können.

Achtsame Kommunikation mit deinem Baby

Zum Thema Bedürfnisorientierung gehört ganz zentral das achtsame Kommunizieren, und zwar auf verbaler und nonverbaler Ebene. Das kannst du bereits mit deinem Baby praktizieren, das ja nur über wenige Möglichkeiten verfügt, sich auszudrücken. Unsere Aufgabe als Mamas ist es, die Bedürfnisse unseres Kindes zu erkennen und ihm das Gefühl zu geben, dass es mit all seinen Gefühlen geliebt und angenommen ist. Gerade bei Babys kann uns das schwerfallen, da wir als Mamas sehr häufig allein sind und sich Babys oft nur durch Weinen, Schreien und Nörgeln bemerkbar machen können. Das Schreien bewusst als einzige Möglichkeit, sich und seinen Bedürfnissen Gehör zu verschaffen, und nicht als ungezogenes „Tyrannisieren" wahrzunehmen, hilft uns, die Haltung der liebevollen Forscherin einzunehmen und so die Signale unseres Kindes einfühlsam zu beantworten. Gerade wenn unser Baby jedoch sehr laut oder sehr lange schreit, löst dies in uns ganz automatisch die Stressantwort aus. Neben dem Kampf- oder Fluchtmodus ist das Erstarren eine dritte Ausdrucksform von Stress. Wir hören auf, mit unserem Baby zu sprechen, schaukeln es hektisch hin und her und verlieren den Kontakt zu ihm. In solchen Situationen helfen dir folgende Schritte:

4 Schritte der achtsamen Kommunikation

1. Beobachte die Situation und komme in Kontakt mit deinem Baby, etwa mit Worten wie: „Oh, Liebes, du bist ja grade gar nicht zufrieden, komm, wir wollen mal schauen, was du brauchst."
2. Gefühle & Körpersignale: Versuche nachzuempfinden, was dein Baby gerade empfindet. Welche Signale gibt es dir? Bleibe in Kontakt: „Oh, mein Kleines, du bist ganz unruhig und unzufrieden. Mama ist da."
3. Bedürfnisse: Versuche, wie eine liebevolle Forscherin zu verstehen, welches Bedürfnis hinter den Gefühlen und Signalen deines Babys steckt: „Mm, die letzte Malzeit ist erst 30 Minuten her und die Windel ist sauber, brauchst du vielleicht einfach deine Mama, die dich lieb hält und wärmt?"
4. Strategie/kurzfristige Bedürfnisbeantwortung: Kommuniziere, dass du dich nun um das Bedürfnis deines Babys kümmerst: „Komm, ich singe dir ein schönes Lied und wir kuscheln ein bisschen. Gleich fühlst du dich bestimmt wohler.

So kannst du üben, die Signale, Verhaltensmuster und Rhythmen deines Babys besser zu verstehen und dein Verhalten anzupassen. Indem du vorausschauend für dich sorgst, kannst du auch deine Bedürfnisse langfristig stillen.

Achtsame Kommunikation kann auch nonverbal, durch Mimik, Gestik und Körperkontakt erfolgen (ruhig atmen, tragen, in den Arm nehmen, lächeln usw.). Wenn du einmal nicht weißt, welches Bedürfnis dein Kind gerade hat, hilft es zu verbalisieren, was du gerade wahrnimmst und so Entspannung in die Situation zu bringen. Denn deine vertraute, ruhige Stimme assoziiert dein Baby mit Sicherheit und Geborgenheit.

Soziale Unterstützung & soziales Kapital

„Ein Kind zu erziehen, braucht ein ganzes Dorf."

AFRIKANISCHES SPRICHWORT

Das Bild eines Dorfes als Erziehungsgemeinschaft für ein Kind ist eine sehr schöne Vorstellung, heutzutage wachsen aber leider sehr wenige Kinder unter solchen Lebensumständen auf. Ich lebe mit meiner Familie sogar in einem sehr kleinen Dorf und obwohl natürlich jeder jeden kennt, es viele junge Familien gibt und auch jeder aufpasst, dass die Kleinen auf der Straße nicht unter die Räder kommen, kann man dennoch nicht von einer Erziehung durch die Dorfgemeinschaft sprechen. Zu unterschiedlich sind heutzutage die Lebensmodelle. Die Realität vieler junger Mamas sieht so aus, dass sie mit ihrem Baby viel alleine zu Hause sind. Dabei gehört soziale Verbundenheit zu den essenziellen Grundbedürfnissen, die für uns überlebensnotwendig sind. Welch schwere Folgen Isolation für unsere psychische und physische Gesundheit haben kann, konnten wir alle während der Coronapandemie erfahren. Abgeschnitten und einsam zu sein, versetzt unseren Körper in Stress. Doch es müssen gar nicht derartige Extremsituationen sein: Wenn wir als junge Mama ganz auf uns allein gestellt sind, leiden wir unter folgenden negativen Umständen: Unsere Gedanken kreisen mehr und mehr um uns und unser Kind, unser Fokus verengt sich, wir können unsere Erfahrungen nicht teilen und wir spüren nicht, dass es anderen Mamas ähnlich geht. Der Ladestatus unserer Energiebatterie sinkt, wir sind immer schneller erschöpft.

Soziale Verbundenheit und Integration hingegen puffern Stress und sind wichtige Resilienzfaktoren, denn sie machen uns widerstandsfähig und helfen uns, immer wieder zurück in unsere natürliche Balance zu finden. Durch unsere Kinder können wir leichter neue Menschen, z.B. andere Familien kennenlernen, sodass ein Austausch und Verbundenheit entstehen kann. Warum gerade wir als Mamas diese Ressource für unsere MAMA *Care* nutzen sollten, erkläre ich dir nun.

MAMA *Care* Fact: Soziale Verbundenheit und die Hormone

Zu den natürlichen Anpassungen während der ersten Monate als Mutter gehört eine Stärkung unseres Oxytocin-Systems. Unser Bindungshormon ist uns unter anderem eine große Hilfe, wenn es um soziale Verbundenheit geht. Es vermindert Ängste, Sorgen und Hemmungen in Gegenwart anderer Menschen und schenkt uns Vertrauen und die Motivation, uns immer wieder in soziale Gesellschaft zu begeben. Im Miteinander mit anderen Menschen wird ebenfalls Oxytocin freigesetzt, welches die Ausschüttung von Stresshormonen reduziert. [97] Ich verstehe dies als Einladung der Natur, mich nicht allein durch den Mama-Alltag zu kämpfen, sondern aktiv auf andere Menschen zuzugehen!

Gesundheitliche Benefits sozialer Verbundenheit

Sicherlich kennst du das Gefühl, nach einem Treffen mit einer lieben Freundin entspannter und optimistischer zu sein und eine neue Sicht auf deine Situation gewonnen zu haben. Wir spüren auch ohne über die hormonellen Prozesse in unserem Körper Bescheid zu wissen, dass der Austausch mit anderen Menschen unser Stresslevel senkt. So schützt uns das Miteinander und vor allem soziale Unterstützung nicht nur vor Stress in der Familie, in der Beziehung oder bei der Arbeit, sondern senkt auch das Risiko für psychische Erkrankungen oder auch körperliche Leiden wie Bluthochdruck. Zudem reduziert es das Auftreten von suchtartigem Verhalten und motiviert uns, selbstdienliche Bewältigungsstrategien zu finden. Das ist mehr als logisch, denn vier Augen sehen mehr als zwei, und die Schwarmintelligenz mehrerer Menschen ist der unseres persönlichen Horizonts überlegen. Laut einer vielfach untersuchten wissenschaftlichen Theorie wirkt das Miteinander mit optimistischen und lebensfrohen Menschen ansteckend und kann uns zur Änderung unseres Verhaltens motivieren. [98]

In stressigen Phasen tendieren wir leider dazu, die wertvolle Ressource sozialer Verbundenheit eher zu meiden, anstatt aktiv aufzusuchen. Uns fehlt die Energie, eine Freundin anzurufen oder uns zu verabreden. Zu sehr sind wir auf unsere alltäglichen To-dos fokussiert, die wir am Ende des Tages einfach nur erledigt haben wollen. Wir sind gereizt, und häufig belasten uns Emotionen, die wir nicht einmal richtig erklären können. Doch anstatt unseren inneren Stress im Miteinander abzubauen, vergrößern wir diesen nur noch mehr, indem wir uns vor anderen verschließen. Dann ist es an der Zeit, uns selbst zu sagen: „Das Miteinander hilft! Auch wenn ich keine Lust habe, wird es mir Energie und eine neue Perspektive schenken und vielleicht erhalte ich sogar Unterstützung."

Um Hilfe zu bitten, fällt vielen von uns Mamas nicht leicht. Doch ist der eigene Anspruch, alles allein zu schaffen, weder bewundernswert noch selbst-dienlich. Sich aktiv Unterstützung zu suchen, ist dagegen SMART, energiesparend und weitsichtig gedacht, denn es zeigt, dass du nicht nur dein Wohlbefinden, sondern auch das deiner Familie im Blick hast.

Formen der sozialen Unterstützung

Bevor ich dir nun genauer erkläre, welche Formen der sozialen Unterstützung es gibt, und wir gemeinsam prüfen, inwiefern du die einzelnen Möglichkeiten schon für dich nutzt, lade ich dich zu einer kleinen Einstiegsreflexion ein.

Impulse zur sozialen Verbundenheit

- In welchen sozialen Netzwerken lebst du (als Mutter, Partnerin, Familienmitglied, Nachbarin, Gemeindemitglied, Arbeitskollegin)?
- Wer oder was unterstützt dich momentan im Familienalltag?
- Bist du zufrieden mit deiner momentanen Situation oder könntest du mehr Hilfe und sozialen Austausch gebrauchen?
- Welche Veränderungen wünscht du dir konkret?

Um deine soziale Integration in all ihren möglichen Facetten zu reflektieren, lernst du nun die Formen sozialer Unterstützung kennen. Denn es geht nicht nur darum, wer, sondern auch auf welche Art und Weise du sozial unterstützt wirst oder andere unterstützt.

Formen der sozialen Unterstützung

Emotionale Unterstützung: Du fühlst dich mit all deinen Emotionen verstanden und akzeptiert. Dies kann bedeuten, dass dir jemand durch bloßes Zuhören, liebevolle Gesten oder einfühlsame Worte Beistand leistet.

Informelle Unterstützung: Jemand hilft dir, dein Wissen zu erweitern und dir so deinen Alltag zu erleichtern.

Praktische Unterstützung: Du bekommst Hilfestellungen im Alltag, zum Beispiel beim Einkaufen, das Kind vom Kindergarten Abholen oder dabei, dich im Haushalt zu unterstützen.

Motivationale Unterstützung: Jemand unterstützt dein Tun und motiviert dich, daran festzuhalten. Du fühlst dich als Person wertgeschätzt und respektiert, wodurch du Energie mobilisieren und Stress vermeiden kannst.

Gemeinschaftliche Unterstützung erfahren wir immer dann, wenn wir uns verbunden mit einer Gemeinschaft/Gruppe, wie der eigenen Familie, einem Verein, einer Gemeinde oder einem Freundeskreis fühlen.

Abschlussimpuls: Welche Formen der Unterstützung erfährst du am meisten und wo wünscht du dir mehr Hilfe und Rückhalt? Wie könntest du diese aktiv einholen?

In der heutigen Zeit können wir diese Formen von Unterstützung real oder virtuell erfahren. Auch wenn viele Experten der Meinung sind, dass reale Unterstützung der virtuellen Unterstützung überlegen sei, darf man hier nach meiner Ansicht durchaus einen differenzierten Blick an den Tag legen. So hängt es nicht nur von der Form der Unterstützung ab, die wir erfahren oder brauchen, sondern auch von unseren individuellen Lebensumständen. Ist z.B. emotionale oder gemeinschaftliche Unterstützung nicht möglich, weil du auf dem Land lebst, deine beste Freundin aber weit weg wohnt, so ist ein Videoanruf oder ein Online-Netzwerk von Müttern sicherlich besser, als komplett auf diese Unterstützung zu verzichten.

Dein Umfeld: Stressfaktor oder Kraftquelle?

Nun hast du verschiedene Möglichkeiten sozialer Unterstützung kennengelernt. Mache gerne eine kleine Bestandsaufnahme und reflektiere, welche Menschen in deinem nahen Umfeld dein soziales Netz bilden. Du darfst Klarheit darüber erlangen, welche Menschen dir Unterstützung geben oder geben könnten und welche dir hingegen Energie rauben.

Mache dir bitte keinen Druck, wenn du dich gerade in einer Lebensphase befindest, in der du mehr Unterstützung erfährst, als du geben kannst. Auch dies gehört zum Leben dazu. Das Diagramm stellt lediglich eine Momentaufnahme dar, in einem sozialen Netz ist es ganz natürlich, dass sich Phasen des Gebens und Nehmens abwechseln. Mache dir bewusst, dass die Zeit kommen wird, in der auch du wieder andere unterstützen kannst, und sei es initial nur mit kleinen Gesten. Zu geben macht uns nämlich glücklich und schenkt uns ebenfalls ein wohliges Gefühl der Verbundenheit.

Soziales Kapital

Bei unseren sozialen Beziehungen kommt es weniger darauf an, mit möglichst vielen Menschen in Beziehung zu stehen, sondern darauf, welche Qualität diese Beziehungen haben. Diese können wir selbst beeinflussen, indem wir zum einen bewusst entscheiden, wem wir unsere Zeit schenken, zum anderen, wie viel Energie wir in eine Beziehung stecken. Der Begriff „Soziales Kapital" beschreibt die Qualität eines sozialen Netzwerkes einschließlich des Grades an Stabilität und Tiefe in den darin bestehenden zwischenmenschlichen Beziehungen. Das Fundament unseres sozialen Kapitals ist das Vertrauen auf ein Miteinander bzw. das Prinzip der Gegenseitigkeit. Es basiert auf kollektiven Grundsätzen, die die einzelnen Mitglieder dieses Netzwerkes dazu motivieren, anderen zu helfen oder etwas zu geben, ohne eine direkte Gegenleistung zu erwarten. Es entsteht ein vertrauensvolles Klima der Verbundenheit, die uns durch ihre Verlässlichkeit Energie schenkt. Unser soziales Kapital spielt so eine bedeutsame Rolle, da es nicht nur unsere Gesundheit, sondern auch unser persönliches Glücksempfinden, die gesellschaftlichen Umstände, in die wir eingebunden sind, und unser direktes gemeinschaftliches Umfeld und somit die Atmosphäre, in der wir täglich leben, beeinflusst. Hierzu möchte ich dich noch mal an das Prinzip der Coregulation erinnern. Konkret bedeutet das: Unsere Mitmenschen bestimmen wesentlich unser Wohlbefinden, denn ein Leben lang coregulieren wir uns gegenseitig und stecken uns gegenseitig mit unserem Verhalten und unseren inneren Einstellungen an. Mit diesem Wissen dürfen wir uns unser soziales Netz noch einmal ansehen und es auf die Grundprinzipien Vertrauen, das Verständnis der Gegenseitigkeit und Verlässlichkeit hin prüfen. Hast du das Gefühl, dass hier durchaus noch Optimierungsbedarf besteht, so möchte ich dich einladen, mit mir gemeinsam zu prüfen, wie du dein soziales Kapital stärken kannst. Ich möchte dich ermutigen, deine Beziehungen bewusst auszuwählen und zu gestalten, sodass sie zu starken Bindungen werden können.

Dein soziales Kapital

1. Welche Kontakte habe ich bewusst geknüpft, welche sind durch Zufall entstanden?
2. Warum stehe ich mit diesen Menschen in Kontakt bzw. wodurch kenne ich sie?
3. Von welcher Qualität sind diese Beziehungen (tief, innig, vertrauensvoll, auf Augenhöhe, formell, oberflächlich, hierarchisch, sporadisch, freiwillig, erzwungen)?

4. Bist du mit der Qualität der Beziehungen in deinem sozialen Netzwerk zufrieden?
5. Hast du das Bedürfnis, neue Menschen kennenzulernen oder deine bestehenden Kontakte zu festigen?
6. Gibt es Interessen, Probleme oder Alltagsverpflichtungen, die du gern in einer Gruppe/mit jemandem zusammen bearbeiten würdest?
7. Wie könntest du die Qualität in diesen Beziehungen verbessern (erste Ideen)?

Vertrauen – der Schlüssel der Verbundenheit

Das Fundament jedes sozialen Kapitals ist Vertrauen. Doch wie schafft man Vertrauen? Erstens: Vertrauen entsteht durch regelmäßigen Austausch. Nur wenn wir selbst das Gefühl haben, dass jemand an unserem Leben teilhaben möchte oder wir ein gemeinsames Interesse immer wieder verfolgen, kann Vertrauen entstehen. Zweitens: Es bedarf Ehrlichkeit und somit auch einer transparenten Kommunikation. Dies schließt – je nach Kontext – die Bereitschaft mit ein, offen persönliche Anliegen, Probleme, Sorgen oder Meinungen zu teilen und gleichzeitig offen für die Belange anderer zu sein. Drittens: Es braucht einen gewissen Einsatz, das heißt, es braucht Zuverlässigkeit bzgl. gemeinsamer Treffen und Verbindlichkeit bzgl. Aufgaben oder auch Zusagen und Versprechen. Viertens: Wir müssen gewillt sein, zu vergeben und in das Wohlwollen anderer zu vertrauen, ohne dabei leichtgläubig zu sein.

All diese Aspekte lassen sich in Beziehungen zu einem, aber auch zu mehreren Menschen ausleben.

Dein soziales Kapital aufbauen

Nehmen wir an, du lebst gerade recht isoliert und wünscht dir, Teil einer Gemeinschaft von Mamas bzw. jungen Familien zu werden. Je nachdem, wie gut du in deinem nahen Umfeld schon integriert bist, ist es nicht nur wichtig, einfach aktiv zu werden und Gelegenheiten für gemeinsame Aktivitäten zu schaffen. Es ist auch wichtig, diese daran zu orientieren, wie gut du deine Mitmenschen schon kennst. Habt ihr bereits eine sichere Vertrauensbasis oder gemeinsame Interessen identifiziert, oder müssen diese erst geschaffen werden? Möchtest du dich erst einmal nur mit einer Mutter und ihrer Familie treffen, oder wünscht du dir mit mehreren Mamas in deiner Nachbarschaft einen regen Austausch? Sicherlich ist es zu Beginn einfacher, die Beziehung zu einer Person entweder wieder aufleben zu lassen, zu vertiefen oder aufzubauen. Auch aus 1:1-Beziehungen können kleine Gruppen entstehen, wenn ihr gemeinsame Freunde in euren kleinen Kreis der Zweisamkeit miteinbezieht. Möchtest du den schnelleren Weg gehen, kannst du dich natürlich auch gleich einer kleinen privaten oder öffentlichen Gruppe anschließen, wie einem Frauenchor oder einer Sportgruppe für Mamas. Traust du dich, aktiv auf einzelne Personen zuzugehen, hast du gleich mehrere Menschen, die du besser kennenlernen kannst – euer gemeinsames Interesse ist eine gute Basis!

Deine Toolbox

- Anregungen zur vorausschauendenden Bedürfnisbeantwortung
- 30 Wege, um dein soziales Kapital zu stärken (PDF)
- Diagramm der sozialen Unterstützung

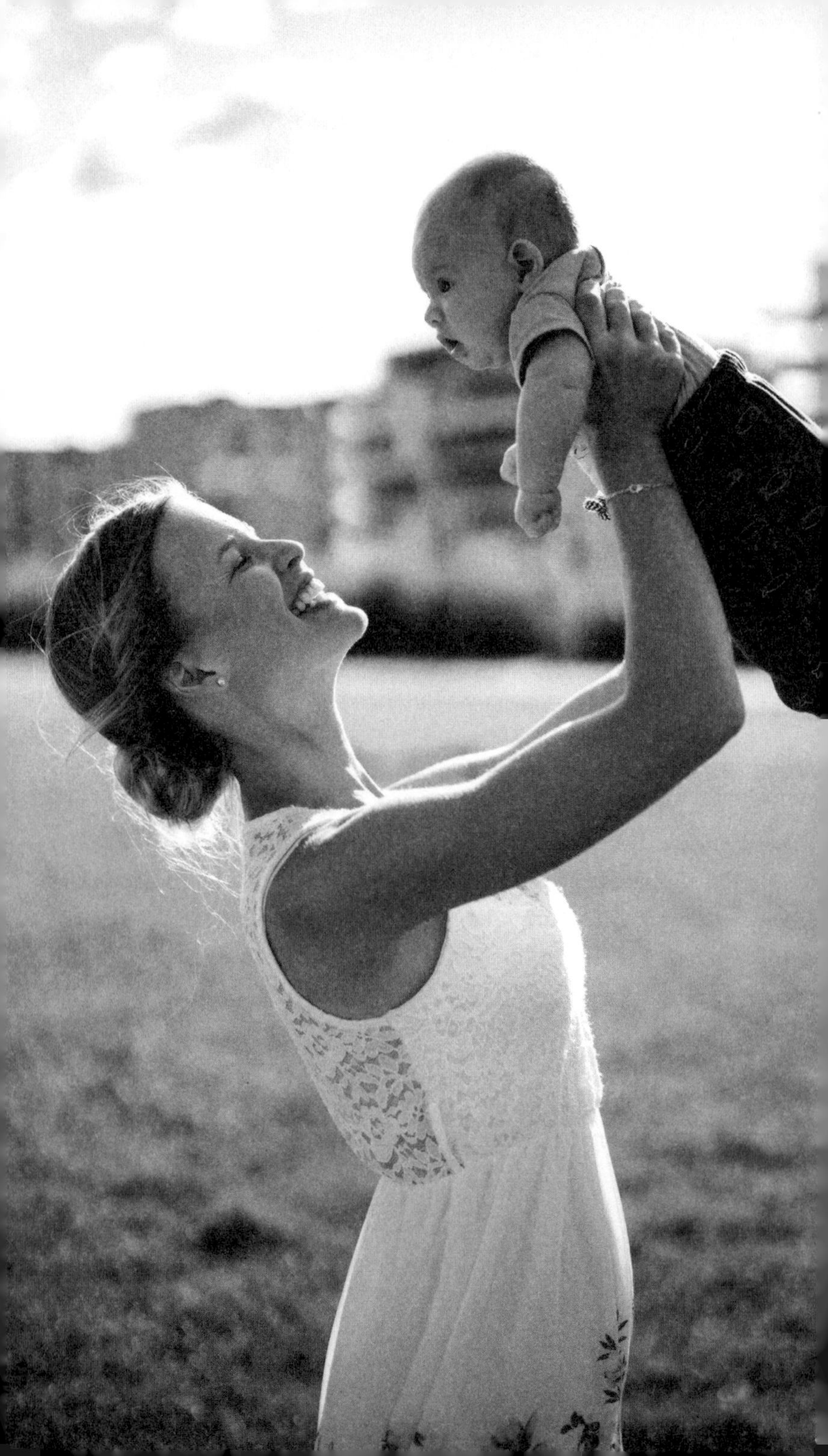

Einfach gesund Mama sein

Worauf es am Ende wirklich ankommt

In diesem vorletzten Kapitel möchte ich gemeinsam mit dir ein Résumé ziehen und versuchen, die Frage aller Fragen zu beantworten: Worauf kommt es am Ende wirklich an, wenn ich einfach gesund Mama sein will? Wir alle haben viele Baustellen und Lebensbereiche, in denen wir gerne etwas verändern möchten. Deshalb möchte ich dich noch mal an das Bild des Nordsterns erinnern. Wenn wir die Richtung kennen, fällt es uns leichter, den Weg zu beginnen und auszuwählen, welche kleinen Schritte wir initial gehen möchten. Behalten wir im Hinterkopf, dass dies kein Wettlauf ist, sondern ein lebenslanger Prozess des Wachsens, können wir gelassen bleiben, auch wenn wir Umwege gehen oder Pausen einlegen müssen. Das entscheidende Stichwort ist hier *Entschleunigung.*

Nun lass uns genauer anschauen, welches Mama-Mindset für deine individuelle MAMA *Care* hilfreich sein kann und inwiefern du eine Gesundheitsvision brauchst. Ich möchte dir in diesem Kapitel Wege zeigen, wie du hierbei auf deine innere Weisheit vertrauen und gemeinsam von und mit deinen Kindern wachsen kannst. Zudem sollten Humor und Kreativität als Energiequellen auf deinem Weg nicht fehlen.

Mama-Mindset & Gesundheitsvision

Damit deine MAMA *Care* zu einer inneren Einstellung werden kann, muss sie nicht nur zu dir passen, sondern dir Spaß machen und dir Energie schenken. Das ist nur möglich, wenn du wirklich weißt, was du brauchst, wenn du dich selbst gut kennst und mit deinem inneren Kern in Verbindung stehst. Es wäre völlig unrealistisch anzunehmen, dass es für uns Mamas einfach ist, uns immer Zeit für unsere Selbstfürsorge zu nehmen, an unsere Bedürfnisse zu denken und unsere Gesundheit zu priorisieren. Auch mir geht das so. Wichtig ist, dass du die Signale liebevoll wahrnimmst, die dir sagen, dass es Zeit ist, deine Energiebatterie wieder aufzuladen. Mit deinem MAMA-*Care*-Wochenplan kannst du versuchen, dir kleine Routinen aufzuschreiben und fest in deine Woche einzuplanen. Denn nur durch regelmäßige Anwendung und Ausprobieren findest du deine Lieblingsstrategien, die dir Kraft schenken.

Mein Wochenplan

Mit dem MAMA-*Care*-Wochenplan kannst du beginnen, nach und nach deine individuelle MAMA *Care* zu erstellen, indem du auswählst, welche Übungen oder Routinen du mehrmals am Tag oder einmal täglich, alle zwei Tage, einmal pro Woche etc. machen möchtest. Bleibe flexibel und passe den Plan so lange an, bis du das Gefühl hast, dass sich deine MAMA *Care* leicht in deinen Mama-Alltag integrieren lässt. Das Wichtige ist die Kontinuität – nie ganz aufhören und nie übertreiben. MAMA *Care* darf Spaß machen und guttun! Eine Vorlage für den Wochenplan findest du in der Toolbox.

Mein Wunsch ist es, dass du dein schlechtes Gewissen ablegst, wenn du dich selbst wichtig nimmst oder dich zwingst zu funktionieren. Halte dir immer vor Augen, wie viel besser es dir geht, wenn du auf deine Gesundheit achtest und dich in deinem Körper wohlfühlst. Dein Mama-Self erinnert dich immer wieder daran, dass es in deiner Verantwortung steht, dich selbst an erste Stelle zu setzen – mit gutem Gewissen und einer Prise gesundem Egoismus! Stelle dir immer vor, dass sogar zehn Minuten MAMA *Care* jeden Tag am Ende eines Jahres etwa 59 Stunden Selbstfürsorge bedeuten. Auch die kleinsten Bemühungen machen einen Unterschied, denn sie addieren sich auf.

Dein MAMA-*Care*-Brief

Eine schöne Form, konkret in deine MAMA *Care* einzusteigen, ist dein MAMA-*Care*-Brief, der dich später einmal daran erinnern kann, wo du zu Beginn deiner langen Reise gestanden bist.
Du schreibst dir selbst einen Brief und erzählst dir, in welcher Situation du dich gerade befindest und wie du dich fühlst, was du an dir wertschätzt, wofür du dankbar bist und worauf du stolz bist. Auch deine Hoffnungen, Wünsche, Träume und Ziele für die Zukunft gehören in deinen MAMA-*Care*-Brief. Nach drei Monaten solltest du diesen Brief wieder durchlesen. Ich bin gespannt, welche Erfahrungen du in den ersten drei Monaten gemacht haben wirst!

Eine Vision für deine persönliche Gesundheit

Den Begriff der Vision habe ich in diesem Buch bereits mehrmals verwendet, doch möchte ich dir kurz erklären, was für mich eigentlich hinter diesem großen Wort steht. Wenn wir für uns eine große „Vision“ formulieren, wie: „Ich möchte mich gesünder fühlen“ ist dies zunächst lediglich ein Wunschbild in der Zukunft, ein Idealzustand, der uns keine konkreten Schritte dorthin weist. Die Gefahr ist, dass wir einfach planlos loslaufen und uns unter Druck setzen, wenn wir unserer „Vision“ nach einer gewissen Zeit nicht nähergekommen sind.

Ist eine Vision jedoch – vergleichbar mit einem SMARTEN Ziel – konkret formuliert, kann sie uns als Leitbild bzw. Wegweiser sehr nützlich sein. Ich erachte es vor allem dann als sinnvoll, den Begriff der „Vision“ zu verwenden, wenn es darum geht, was euch als Familie wichtig ist und wie ihr euch eure gemeinsame Zukunft vorstellt. Denn deine MAMA *Care* wie auch deine Gesundheit sind untrennbar mit deiner Familie und eurem Leitbild verbunden. Ist es euer aller Anliegen, in einem harmonischen Miteinander zu leben, so sollte es allen Familienmitgliedern wichtig sein, dass es dir als Mama gut geht. So wird deine MAMA *Care* und deine Aufgabe der CHILD *Care* zur FAMILY *Care*. Am selben Strang zu ziehen, bedeutet für eine Familie, auch eine ähnliche innere Haltung, ein ähnliches Mindset, zu haben, das dem Kind/den Kindern vorgelebt wird. Es beinhaltet, Rituale, Routinen und Auszeiten gemeinsam zu planen und dafür zu sorgen, dass sie eingehalten bzw. umgesetzt werden können. Du siehst, es geht vor allem um das *Wie*, also die kreativen Wege, die ihr gemeinsam findet, um als Familie gesund zu bleiben. Wie ich dir schon gesagt habe, ist es natürlich möglich, allein zu starten. Doch im Team und mit Unterstützung wird es dir wesentlich leichter fallen und du kannst umso mehr davon profitieren. So kann deine Vision Teil eurer gemeinsamen Familienvision werden.

Von den Kindern lernen: Humor, Kreativität & Co

Wir alle waren einmal Kinder und sind mit den Qualitäten Neugier, Offenheit und Leichtigkeit geboren. Wir haben sie nur im Laufe der Zeit etwas vernachlässigt oder uns abgewöhnt. Nun dürfen wir gemeinsam mit unseren Kindern neue Wege gehen und alte Muster loslassen. Kinder sind unsere größten Impulsgeber, denn sie berühren uns tief. Bevor sie geboren wurden, hatten wir viele Jahre Zeit, um unsere körperliche und mentale Gesundheit, unsere Emotionsregulation, unsere Empathie, soziale Kompetenz und unsere Stressbewältigung zu stärken. Doch oft fuhren wir im gleichen Fahrwasser und unser „psychisches Betriebssystem" bestimmte hartnäckig unser Leben. Sobald mit der Geburt eines Kindes noch ein zweites Individuum hinzukommt, für dessen körperliche und emotionale Entwicklung, Persönlichkeit und Zukunft wir verantwortlich sind, kommt noch eine ganz neue Dimension hinzu. Wir wissen, dass wir unsere Kinder prägen, und zwar schon in der Schwangerschaft.

Von nun an geht es nicht nur um unsere intrinsische Motivation, unser Leben zum Beispiel durch MAMA *Care* leichter zu machen. Sondern nun geht es auch um das kleine Wesen, das in uns und durch uns erst zu einer starken, sozial kompetenten und selbstbewussten Persönlichkeit werden soll. Ab jetzt teilen wir mit unseren Kindern fast jede Herausforderung, jede Situation, die wir als stressig erleben, jede Konfrontation mit unseren eigenen wunden Punkten. Unsere Kinder lernen am Modell, und ihr wichtigstes Modell in den ersten 1 000 Tagen sind meist wir Mamas. Machen wir uns dies immer wieder bewusst, können wir die nötige Motivation aufbringen, um uns auf den Weg zu uns selbst und zu einer stärkeren und authentischeren, gesünderen Mama zu begeben.

Über Bedürfnisse und Individualität

Du und dein Kind sind während der Schwangerschaft eine nahezu untrennbare Einheit, und auch in den ersten 1 000 Tagen leben du und dein Kind in einer so engen Beziehung miteinander, dass es zwangsläufig zu Momenten kommen muss, in denen unterschiedliche Bedürfnisse aufeinandertreffen Wir haben uns bereits angesehen, wie es dir gelingen kann, eure Bedürfnisse nicht im Sinne einer Diskrepanz zu verstehen. Du weißt, dass die Natur dir dabei hilft, die Bedürfnisse deines Kindes wahrzunehmen und im gleichen Zuge auch dein Stresssystem in Schach zu halten. Es ist eine große Herausforderung, unser Kind als Subjekt und Individuum zu verstehen und es nicht in eine bestimmte Richtung zu drängen. Uns hier immer wieder zurückzunehmen und unsere Kinder als Gäste zu verstehen, die nach dem Weg fragen, kann uns eine völlig neue Sichtweise auf das Leben und die Welt schenken. Die Unbeschwerthei deines Kindes erinnert dich an die Sehnsucht, die in uns allen schlummert: das Streben danach, heil und „ganz" zu werden. Diesen Gedanken möchte ich mit den Worten von Gerald Hüther und Ingeborg Weser schließen:

„So bringen also unsere Kinder, jedes auf seine Weise, immer wieder neu mit auf die Welt, was wir Erwachsene dringender als alles andere brauchen, um auch selbst einen neuen Anfang zu wagen: die Fähigkeit, sich auf Neues einzulassen und aus Fehlern zu lernen, die Erfahrung, über sich hinauswachsen zu können, und das Gefühl, verbunden zu sein und verbunden zu bleiben. [...] Wie eine klare Quelle spülen sie immer wieder neues, klares Wasser in den Lebensstrom jeder einzelnen Familie und jeder menschlichen Gemeinschaft [...]" [100] Du bist Ursprung und ein Teil dieser Kraftquelle, die unsere Kinder sind.

Kinder sind die besten Lehrer und Impulsgeber, die wir uns wünschen können, denn sie schenken uns alle Facetten an Situationen, die das Leben zu bieten hat. Sie fragen nicht, ob und wo wir an uns arbeiten wollen. Sie verschonen uns nicht und sie nehmen keine Rücksicht und sie fragen nicht. Die Chance, sich selbst etwas vorzumachen, nur bestimmte Lebensbereiche anzugehen oder gar gewisse wunde Punkte komplett zu ignorieren, ist schier unmöglich. Kinder konfrontieren uns mit den Herausforderungen des Lebens in all seinen Facetten. Unsere Liebe zu ihnen ist unser Mutmacher, einfach anzufangen und dranzubleiben.

Dabei reichen die Übungsfelder von den Themen Gesundheit, Erwartungen und Emotionen, Lebensmodell, Ziele und Träume, Freiheit und Selbstbestimmung bis hin zu Partnerschaft, sozialer Verbundenheit und Stressmanagement. Auch unsere eigene Kindheit, unsere Persönlichkeit, unser inneres Modell von Bindung und unsere soziale Kompetenz rücken in den Mittelpunkt, wenn es darum geht, eine feinfühlige Mama zu sein. Doch das Beste an unseren Kindern ist, dass sie uns eine einzigartige bedingungslose Liebe und grenzenloses Vertrauen entgegenbringen. Sie leben uns Verletzlichkeit, aber auch Mut und Stärke vor. Ihre Art, auf spielerische Weise die Welt zu erkunden, lädt uns ein, in jedem Moment präsent oder „ganz im Flow“ zu sein. Für sie und mit ihnen können wir Mamas zu starken, lebensfrohen und „echten“ Frauen werden, die ein Stück Kind geblieben sind.

Take it easy: Humor als Resilienzfaktor

Wusstest du, dass Kinder circa 200- bis 400-mal am Tag lachen, während wir Erwachsene hingegen nur 15-mal am Tag lachen? Wusstest du, dass Lachen positive Auswirkungen auf unsere psychische Gesundheit haben kann? Der Psychiater William Fry hat beschrieben, welche positiven Auswirkungen das Lachen, das er auch als „inneres Joggen" beschreibt, auf unseren Körper hat ...

- ... erhöht initial den Blutdruck und den Puls
- ... verbessert die Sauerstoffversorgung des Gehirns und somit unsere kognitive Leistungsfähigkeit
- ... erhöht initial die Atemfrequenz
- ... erhöht initial die Muskelaktivität und dadurch
- wird der Blutdruck und der Puls unter das Ausgangsniveau gesenkt
- ... verbessert die Blutfettwerte (HDL) und stabilisiert den Blutzucker
- ... verbessert die Funktion des Immunsystems
- ... reduziert Schmerz und Unbehagen [101]
- ... fördert positive Emotionen
- ... stärkt Qualitäten wie Selbstakzeptanz und Empathie [102]

Manchen Menschen sind der Humor und ein unterhaltsamer, stets fröhlicher Charakter in die Wiege gelegt. Sie sind sehr widerstandsfähig (resilient), denn neben Selbstmitgefühl und Empathie ist auch Humor ein wichtiger Indikator für die Fähigkeit, Stresssituationen zu bewältigen. Teils ist diese Charakterstärke angeboren, teils ist sie aber auch Ergebnis von Umwelt, Erfahrungen und Übung. Und weil unsere Kinder so gut darin sind, lustig zu sein und uns zum Lachen bringen können, ist gerade Humor etwas, was wir ganz besonders von und mit ihnen üben dürfen.

Kind sein: Kreativität als Resilienzfaktor

Auch Kreativität ist im Alltag ein wichtiger Stresspuffer, es ist sogar eine Charaktereigenschaft von besonders resilienten und anpassungsfähigen Menschen. Kreativität ist zudem ein wichtiges Kriterium für Glücksempfinden. Wenn die eigene Kreativität dann auch noch anderen zugutekommt oder mit anderen geteilt wird, ist das Glücksgefühl umso größer. Kreativität hilft dir, deine Selbstwahrnehmung zu stärken, dem Leben einen positiven Sinn abzugewinnen und auf diese Weise Stress zu reduzieren. Als Mama wird es uns durch unsere Kinder vorgelebt, was es bedeutet, kreativ zu sein und eine grenzenlose Fantasie zu haben. Sie spielen mit allem, egal, was ihnen zur Verfügung steht. Fällt es uns schwer, kreativ zu sein, so können wir für oder mit unseren Kindern üben. Das Geheimnis besteht darin, wieder einmal Kind zu sein und die kreative Hingabe zu spüren, die uns vielleicht abhandengekommen ist. In jeder Lebensphase mit deinen Kindern sieht Kreativität unterschiedlich aus. Mit einem Baby hast du vielleicht wenig Energie und bist oft müde. Hier gilt es, eure täglichen Routinen zu kleinen Spielen zu machen, etwa das Wickeln oder Baden. Mit Kleinkindern sind dann eurer Kreativität keine Grenzen mehr gesetzt. Ihr könnt alles malen, was euch in den Sinn kommt, oder Kuscheltiere zum Leben erwecken. Spiel und Spaß bewirkt auch bei dir als Mama, dass du dich entspannst, und dass sich neue Verknüpfungen im Gehirn bilden. [103] Es geht im weitesten Sinne darum, eine von vielen Qualitäten, mit denen wir geboren wurden, wieder auszugraben und sich selbst zu erlauben, sie auszuleben. Auch du kannst wieder kreativ werden, es ist uns angeboren!

Deine Toolbox

- Mein MAMA-Care-Brief (PDF)
- Audio-Übung „In der Ruhe liegt die Kraft – Übung für mehr Klarheit & Entschlossenheit im Familienalltag“
- Dein MAMA-Care-Wochenplan (PDF)

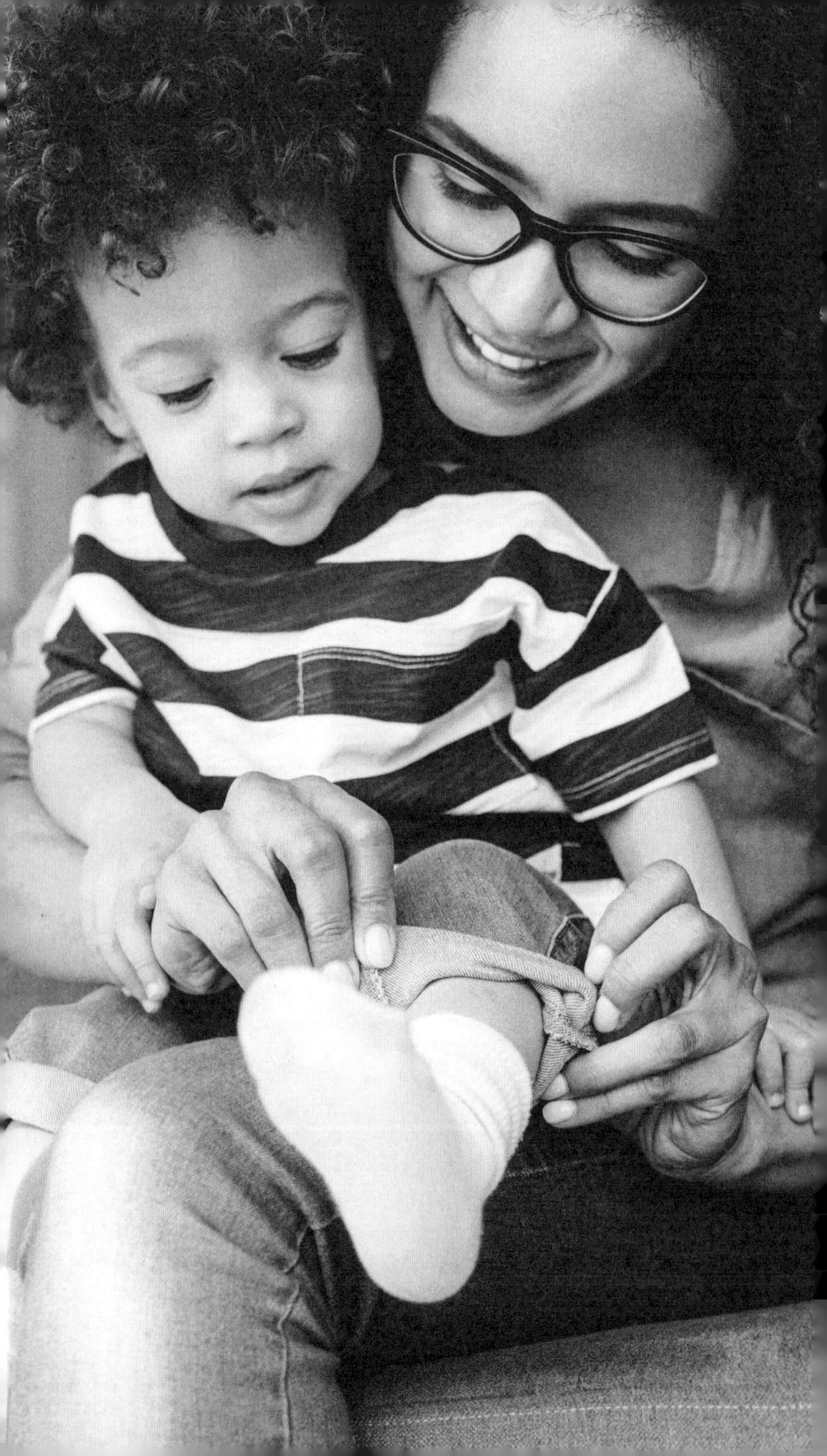

Dein MAMA-*Care*-Kompass

Tägliche Herausforderungen gelassen meistern

In diesem Kapitel möchte ich mit dir konkrete Herausforderungen im Alltag anschauen und dir Impulse geben, wie du diese gelassen meistern kannst. Es sind kurze Impulse, Übungen sowie Notfall-Skills, die dir helfen, auch in anstrengendsten Momenten einen kühlen Kopf zu bewahren. Lass uns loslegen!

Wenn du an dir zweifelst

Wir Mamas möchten alles richtig machen, weil wir unser Kind lieben. Dieser große Wunsch führt immer wieder dazu, dass wir uns unsicher fühlen oder an uns zweifeln. Die folgenden fünf Impulse sollen dein Selbstvertrauen als Mutter stärken. Als Eltern müssen wir oft Entscheidungen treffen, die uns überfordern. Es braucht mutiges, proaktives Handeln, indem wir erstens anerkennen, dass wir nicht immer wissen, was zu tun ist, uns zweitens Selbstmitgefühl schenken und uns drittens trauen, die Verantwortung für eine Entscheidung zu tragen.

5 Impulse für mehr Selbstvertrauen

Mache dich frei von Wunschvorstellungen! Lege jegliche Vorstellungen davon ab, wie du als Mama zu sein hast oder wie sich dein Kind entwickeln soll.

1. **Du bist gut genug!** Du darfst den Glauben, dass wir immer noch besser sein könnten, mit gutem Gewissen ablegen. Sage dir: Als Mama bin ich genau so richtig, wie ich bin!
2. **Versuche es nicht allein!** Mache es dir leicht! Wenn du innerhalb deiner Familie nur wenig Unterstützung bekommst, suche dir aktiv Hilfe von außen.
3. **Bereite dich vor!** Fange jetzt mit deiner MAMA *Care* an – kleine Routinen und Rituale stärken deine Balance.
4. **Sei unperfekt!** Zum Leben mit Kindern gehört Unerwartetes, Ungeplantes und Ungewolltes.
5. **Bleibe offen & flexibel!** Ein Leben mit Kindern ist nicht planbar, weil diese kleine Wesen mit eigenem Willen sind.

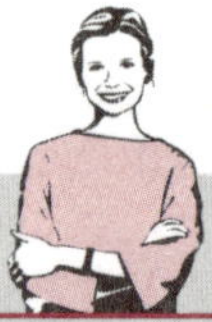

Personal Message von Miriam

DU KANNST NICHT ALLES KONTROLLIEREN!

Ich möchte dir einen sehr entlastenden Impuls von der Psychologin Susan Pollak mitgeben, der auch mir im Alltag hilft: Mache dir immer wieder bewusst, dass wir nicht alles kontrollieren können. Wir können nicht beeinflussen, welches Temperament unser Kind haben wird, welche Vorlieben es entwickelt. Wir können seine Entwicklung nicht beschleunigen, denn unsere Kinder haben ihr eigenes Tempo. Sie sind keine Zahnpastatuben, aus denen mehr rauskommt, wenn man sie drückt, und keine Grashalme, die schneller wachsen, wenn man an ihnen zieht. Wir dürfen vertrauen und lernen, unsere Kinder so anzunehmen, wie sie sind. Erlaube dir und deinem Kind häufiger zu genießen, ohne irgendetwas erreichen zu müssen. Genieße es, es ist die beste Unterstützung für dein Kind und dich selbst!

Wenn dir alles über den Kopf wächst

„Mental Load" beschreibt die mentale Last, die die meisten Mütter in ihren Köpfen mit sich tragen, während sie versuchen, ihre 1 000 To-dos zu stemmen. Doch müssen unsere Aufgaben im Mama-Alltag zwangsläufig pausenlos in einer Endlosschleife in unseren Köpfen runterrattern, um „auch ja nichts zu vergessen"? Stresst dich deine gedankliche To-do-Liste, ist es Zeit, dich an ein paar konkreten Grundprinzipien zu Arbeitsverteilung, Verantwortungsabgabe und Gleichberechtigung zu orientieren, um mehr Leichtigkeit, Entspannung und Freiräume in deinen Mama-Alltag zu bringen.

Zusätzlich kann es hilfreich sein, sich mit dem Ansatz des Minimalismus auseinanderzusetzen. Dies ist eine Lebenseinstellung bzw. ein Lebensstil, der auf viele Bereiche des Familienlebens positive Auswirkungen hat. Minimalismus ist ein Weg, um sich von Überflüssigem zu trennen und sich aufs Wesentliche zu konzentrieren; das bedeutet: das eigene Verhalten zu überdenken, unseren Alltag zu entschleunigen, zu entrümpeln und unsere emotionale und materielle Last zu reduzieren, sodass wir ein leichteres und erfülltes Leben mit unserer Familie führen können. Der Schlüssel ist ein Mittelweg, geprägt von einer achtsamen inneren Haltung und einem ressourcenschonenden Lebensstil. Dies kann gelingen, indem du erstens z.B. damit anfängst, deinen Kleiderschrank, deine Küche oder deinen Keller

Schritt für Schritt auszumisten, zweitens deinen Terminkalender neu überdenkst und Termine priorisierst und drittens versuchst, To-dos einfacher, nachhaltiger und somit tiefgründiger zu gestalten (bezogen auf alle Lebensbereiche eures Familienlebens: Einkäufe, Hobbys, Besitztümer, Kindergeburtstage, Konsum digitaler Medien, etc.).

Wenn du nicht loslassen kannst

„Man kann nicht gleichzeitig hundertprozentig Berufsfrau, hundertprozentig Mutter, hundertprozentig Partnerin sein … dann wird man ein hundertprozentiges Wrack!"

RENATE SCHMIDT, EHEMALIGE FAMILIENMINISTERIN [104]

Gehörst du auch zu den Mamas, denen die Art und Weise, wie dein/e Partner/in gewisse Dinge ausführt, besonders was die Fürsorge eures/Kinder anbelangt, oft nicht genug ist? Ist es dir wichtig, die engste Bezugsperson für dein Kind zu sein und eine besonders enge Zweierbeziehung zu deinem Kind zu pflegen, auch wenn dein/e Partner/in dabei manchmal zu kurz kommt? Diese Einstellung bezeichnet man als „Maternal Gatekeeping" (engl. mütterliches Türstehen). Gemeint ist damit eine sehr enge Mutter-Kind-Bindung, in der die Mutter der Ansicht ist, dass es der/die Partner/in es niemals schaffen würde, das Kind allein zu betreuen. Das denken etwa 20–25 Prozent aller Mütter, von denen viele unter Überforderung und Erschöpfung leiden. [105] Es wird vermutet, dass hinter derartigem mütterlichem Verhalten frühkindliche Erfahrungen stecken, die zu einer Bindungsstörung geführt haben. Anstatt um Machtdemonstration geht es eigentlich um Ohnmachtsgefühle, starke Minderwertigkeitskomplexe oder um Angst, zum Beispiel davor, den beruflichen Wiedereinstieg nicht bewältigen zu können. [106]

MAMA *Care* Take-away

Wenn du die Gefühle dieser Müttergruppe gut kennst, möchte ich dich einladen, dich in einem ruhigen Moment zu fragen:

- Was steckt eigentlich hinter meiner Überzeugung, am besten alles selbst machen zu müssen?
- Definiere ich mich über meine Rolle als Mutter und Hausfrau?
- Habe ich Angst, nicht an meine berufliche Position anknüpfen zu können?
- Habe ich Angst, meinem/r Partner/in sozial unterlegen zu sein?
- Gibt mir die Liebe meines Kindes Bestätigung?

Ich empfehle dir, deine Erkenntnisse und Empfindungen unbedingt mit deinem/r Partner/in oder einer vertrauten Person zu teilen. Nur so kann er/sie dich und dein Verhalten besser verstehen und dir Ängste und Sorgen nehmen.

Wenn du dich mit anderen vergleichst

Heutzutage ist es für uns Frauen eine Herausforderung, Beruf und Familie zu vereinbaren. Wir möchten gerne arbeiten *und* Mama sein. Natürlich betrachten wir auch immer wieder, wie andere Frauen ihr Familienleben organisieren, und manchmal fragen wir uns vielleicht, ob sie „kompetenter" sind oder ein „erfüllteres" Familienleben führen. Dabei vergleichen wir Äpfel mit Birnen. Jede Familie ist individuell und es ist völlig sinnlos zu bewerten, inwiefern eine andere Mutter ihren Job „kompetenter“ macht oder andere Kinder sich „besser“ entwickeln. Denn hierfür fehlen jegliche Maßstäbe und Kriterien. Mein Mann und ich zum Beispiel versuchen beide, als Ärzte in der Klinik unsere Facharztausbildung abzuschließen und gleichzeitig unsere Kinder zu betreuen. Dabei wechseln wir uns ab, und dennoch gibt es immer wieder Phasen, in denen wir ein schlechtes Gewissen haben, wenn es sich nach einer Woche Nachtdienst so anfühlt, als wären wir daheim ausgezogen. Trotzdem halten wir an diesem Lebens- und Familienmodell fest, denn wir vertrauen darauf, dass leichtere Zeiten kommen werden, in denen wir mehr gemeinsame Erlebnisse haben werden. Wichtig ist, dass es unser Weg ist, den wir ausgerichtet auf unsere Ziele für uns gewählt haben – und immer wieder überprüfen.

Wenn dich gut gemeinte Ratschläge belasten

Sicherlich kennst du das: Sobald man seinen Liebsten die frohe Botschaft überbracht hat, dass man ein Kind erwartet, prasseln die ersten ungefragten Ratschläge auf einen nieder. Dann ist es wichtig, erst einmal selbst herauszufinden, was wir möchten und auf was wir im Leben als Mutter und mit einer Familie Wert legen. Vertraue dabei auf dein Bauchgefühl, denn die Natur stattet dich mit einem Mutterinstinkt aus, der dich befähigt, deine individuellen Entscheidungen zu treffen.

So liegt es an uns, den Handlungsspielraum zu nutzen, den uns unsere persönlichen, finanziellen, sozialen und beruflichen Rahmenbedingungen schenken, und unser Leben selbst in die Hand zu nehmen. Vergiss außerdem niemals: Du bist die Expertin für dein Kind. Die ersten Wochen nach der Geburt sind neben deiner Regeneration vor allem dazu da, dass du und dein

Baby euch kennenlernt. Bedenke stets, dass ihr bereits eine lange gemeinsame Reise durch Schwangerschaft, Geburt und Wochenbett hinter euch habt. Das ist euer sicheres Fundament, auf das ihr aufbauen könnt. Natürlich darfst du dir Hilfe holen, insbesondere dann, wenn du dich selbst überfordert fühlst. Du brauchst jedoch der Meinung anderer keinen zu hohen Stellenwert beizumessen. Das führt nur dazu, dass wir uns über einen „Fremdwert“ definieren und einem Ziel hinterherjagen, dessen Erreichen uns gar nichts bringt – eben weil es nicht unser eigenes ist. Stattdessen darfst du dich im Sinne deiner MAMA *Care* auf dich besinnen, deine eigenen Ziele definieren und deinen Selbstwert stärken!

Wenn du dich einsam fühlst

Gerade in der Schwangerschaft und dem Wochenbett sehnen sich viele Mamas nach Ruhe und empfinden viele Verabredungen oder Besuch als anstrengend. Immer wieder sind Mamas jedoch auch nahezu komplett auf sich allein gestellt. Das kann in dieser einzigartigen Lebensphase sehr belastend sein. Im anstrengenden Alltag mit Kindern zusätzlich noch die Motivation für Treffen mit anderen aufzubringen, scheint manchmal unmöglich. Dann dürfen wir uns daran erinnern, wie gut uns und auch unseren Kindern der Austausch mit anderen tut. Wir müssen uns im turbulenten Mama-Alltag nicht täglich verabreden, plane zunächst einmal eine kleine Unternehmung, zum Beispiel mit einer anderen Familie auf den Spielplatz zu gehen.

In besonderem Fall gilt das, wenn wir mit einem kranken Kind zu Hause sind und es noch weniger möglich ist, sich zu verabreden oder jemanden einzuladen. Unsere Kinder sind dann meist schlapp oder sehr quengelig und brauchen unsere volle

Aufmerksamkeit. Vielleicht hilft dir mein Weg, wie ich als Mama derartige Lebensphasen nutze und was ich auch den Müttern, die mit ihren Kindern im Krankenhaus sind, empfehle: Sieh die Krankheitsphasen deines Kindes als Geschenk an, es gibt nun exklusive Zeit nur für euch beide. So stärkt ihr eure Bindungsbeziehung.

Wenn die Paarbeziehung zu kurz kommt

„Liebe besteht nicht darin, dass man einander anschaut, sondern dass man gemeinsam in dieselbe Richtung blickt."

ANTOINE DE SAINT-EXUPÉRY

Bereits in vorigen Kapiteln haben wir uns mit deiner Partnerschaft beschäftigt. Nun wollen wir dieses Thema um weitere Aspekte ergänzen, die viele Eltern beschäftigen und über die manchmal zu wenig gesprochen wird. Hierzu zählen die Sexualität, das Thema Vaterschaft und die Höhen und Tiefen innerhalb der Paarbeziehung. Im Grunde geht es auch hier darum, diese Herausforderungen durch die Stärkung der Bindung des Paars, durch die Förderung des Teamgedankens und durch die aktive Pflege der Liebesbeziehung gemeinsam zu meistern.

In den ersten Monaten nach der Geburt ist das Sexualleben vieler Paare erst einmal zweitrangig. Manchmal verlangt es dem/r Partner/in viel Verständnis und Geduld ab, die anstrengende Pflege des Babys, die die frischgebackene Mama leistet, anzuerkennen. So ist die Mama meist schon durch die Versorgung ihres Kindes und den Schlafmangel so ausgelastet, dass kaum noch Energie für das Sexualleben bleibt. Vermisst einer der beiden Elternteile die intime Zweisamkeit bzw. das Gefühl, nicht nur Eltern, sondern auch ein Liebespaar zu sein, ist ein offenes Gespräch wichtig. Respekt, Akzeptanz und gemeinsame Ideen, wie ein „sanftes“ und für die frischgebackene Mama passendes Sexualleben gelingen kann, sind hier gefragt. Dabei ist es wichtig, dass Sorgen, Ängste, Wünsche und Gefühle offen angesprochen werden.

Sofern es eurer Familienmodell zulässt, ist es wichtig, dass du auch dem/r Partner/in ermöglichst, eine enge Bindungsbeziehung zu eurem Kind aufzubauen. Er/Sie kann dich entlasten und neue Qualitäten in die Eltern-Kind-Beziehung einbringen. Wir Mamas dürfen unserem/r Partner/in also Raum geben, seine/ihre eigenen Erfahrungen mit dem Kind zu machen, Verantwortung zu übernehmen und dem Kind neue Wege und Perspektiven zu ermöglichen. Am Ende werden Autonomie, die Individuation und der zukünftige Lösungsprozess des Kindes von den Eltern positiv gefördert.

Stillen, Schlafen & Tragen als Teil deiner MAMA *Care*

Uns als frischgebackene Mamas ein gewisses Grundwissen über die kindliche Fürsorge anzueignen, kann unsere Unsicherheit reduzieren und die Angst nehmen, etwas falsch zu machen. Obwohl uns unser eigenes Bauchgefühl häufig sagt, was unserem Baby und uns selbst guttut, trauen wir uns manchmal nicht, unserer Intuition zu folgen. „Unsicherheit kann also auch dann entstehen, wenn wir auf einen besonders bindungsnahen Umgang mit dem Kind vorbereitet sind, der in der heutigen Welt mitunter schwierig zu handhaben ist.“[107]

Dieser bindungsnahe Umgang ist genau das, wohin uns unsere Intuition leitet und was unsere Kinder brauchen, nämlich uns Mamas als liebevolle Reifungsstütze und Regulationshilfe. Ich möchte dich ermutigen, euren eigenen Weg zu finden, denn ihr beide seid einzigartig. Die kindliche Fürsorge darf natürlich sein – ganz nach deinen und den Bedürfnissen deines Kindes. Und ein „zu viel" an Verwöhnen, Kuscheln, Tragen oder Spielen gibt es nicht. Denke immer daran: Vor vielen tausend Jahren gab es noch nicht so viel Wissen und die Literatur über die kindliche Fürsorge. Wir müssen nicht alles kognitiv verstanden haben, bevor wir kompetent und einfühlsam mit unserem Kind interagieren können.

Was Stillen mit deiner MAMA *Care* zu tun hat

Das Stillen ist wohl einer der intimsten Aspekte der Mutter-Kind-Beziehung, der die Bindung zwischen Mutter und Kind stärkt, und es ist ein wunderbares Beispiel für die fein aufeinander abgestimmten Körperprozesse. Die Stillzeiten können zu wunderbaren Auszeiten bzw. MiMis werden, wenn du dich darauf einlässt, mit deiner ganzen Aufmerksamkeit bei deinem Kind zu sein. So ist das Stillen eine Einladung, dich regelmäßig zu entspannen. Denn wir produzieren nur genügend Muttermilch, wenn wir uns gut um uns selbst kümmern, uns viel Kuschelzeit und intime Momente mit unserem Kind gönnen und Ruhe und Entschleunigung statt Hektik pflegen. Dieser wunderbare selbstregulierte Prozess fördert auch bei dir als Mutter zugleich Rückbildung und Gewichtsregulation und wirkt durch die Freisetzung von Oxytocin wie ein wahrer Stresspuffer und reduziert Schmerzen. Und sollte dein Baby einmal unter den bekannten Dreimonatskoliken oder generell unter Blähungen leiden – nutze auch dies als Chance, eine kleine Geh- oder Wiegemeditation mit deinem Baby zu machen. Nimm es in den Fliegergriff in Bauchlage und wiege es sanft hin und her. Atme dabei tief ein und wieder aus und entspanne dich bewusst. Dies wird auch deinem Baby helfen, sein Bäuchlein zu entspannen.

Achtsame Zweisamkeit, Babypflege und MAMA *Care*

Zum Thema Windeln und Babypflege möchte ich dir nur eine wichtige Botschaft mit auf den Weg geben: Auch wenn das Windeln wechseln und die Babypflege und Sauberkeit anstrengend und für beide Seiten nicht immer angenehm sind, führe sie achtsam und mit der richtigen inneren Haltung aus. So wird es nicht nur deutlich angenehmer für euch beide, sondern du kannst sowohl das Wickeln als auch die Babypflege als Verwöhn-Rituale und Momente der Achtsamkeit zelebrieren. Werde kreativ, egal ob mit einem Lied, einer kleinen Babymassage oder sanften Körperberührungen, lasse dir für dich und dein Baby etwas Besonderes einfallen. Dann werden diese Routinen zu kleinen Oasen der Zweisamkeit und Ausdruck deiner Liebe und Zuneigung.

Kinderschlaf & MAMA *Care* [108]

Da der Schlafmangel häufig einer der energieraubenden Aspekte junger Mamas ist, ist es wichtig, die nächtliche Versorgung deines Kindes für dich so entspannt wie möglich zu gestalten. Hier ist es nicht sinnvoll, sämtlichen Empfehlungen zum Thema Kinderschlaf rigide zu folgen, sondern eine individuelle Abwägung der eigenen Bedürfnisse und Risikofaktoren vorzunehmen. Ich möchte dich im Sinne von MAMA *Care* ermutigen, deiner eigenen Präferenz und deinem Bauchgefühl treu zu bleiben und in Ruhe mit dem Experten deines Vertrauens (z.B. Kinderarzt, Hebamme) darüber zu sprechen, wie du und dein Baby gut schlafen könnt. Erscheint es dir entspannter und natürlicher, dein Baby auf deinem Bauch einschlafen zu lassen und es dann neben dir ins Elternbett zu legen, und energieschonender, es im Bett zu stillen anstatt ständig aufzustehen, besprich dies mit deinem/er Kinderarzt/-ärztin, er/sie kann dir dann z.B. hilfreiche Tipps zum Thema „sicheres Elternbett" geben. Umso größer ist dann die Wahrscheinlichkeit, dass eure Schlafrhythmen sich synchronisieren, dein Baby ruhig ist, weil du prompter auf seine Bedürfnisse eingehen kannst, und du dich nicht erschöpfst.

Herz an Herz: Tragen und MAMA *Care* [109]

Viele Mamas glauben, dass sie nur dann richtig entspannen und auftanken können, wenn sie eine exklusive Zeit nur für sich haben. Hierzu zählt auch, dass sie ihr Baby tagsüber oder vielleicht sogar nachts eher ablegen, als es überwiegend bei sich zu tragen. Das mag im Mama-Alltag auch gelegentlich notwendig und sinnvoll sein. Doch habe ich selbst die Erfahrung gemacht, dass man auch wunderbar in enger Verbundenheit mit seinem Kind die eigene Energiebatterie aufladen kann. Denn durch das im intensiven Miteinander freigesetzte Oxytocin wird Stress gepuffert, sodass wir uns besser entspannen können. Daher bin ich ein großer Fan des Tragens und denke, MAMA *Care* als integraler Bestandteil unseres Mama-Alltags kann auch dann wunderbar umgesetzt werden, wenn wir unser Kind überwiegend ganz nah bei uns haben. Das Baby in einer Trage an ihrer Brust zu tragen, seine Wärme, seinen Geruch, seine kleinen Ausgleichsbewegungen und seine Laute wahrzunehmen, ist für viele Mamas selbstverständlich und fühlt sich schlichtweg einfach richtig und gut an. Zudem erleichtert es uns den Alltag enorm, sind wir doch weitaus flexibler. Wir fühlen uns eng mit ihm verbunden und lernen unser Baby immer besser kennen, indem wir auch die subtilen Signale wahrnehmen und effektiver beantworten können. So ist das Tragen keineswegs eine passive Angelegenheit, sondern eine wunderbare Möglichkeit, unsere intuitive Kommunikation mit unserem Baby und somit auch unsere Bindungsbeziehung zu stärken. Heutzutage geht die Tendenz eher Richtung Kinderwagen und dahin, das Baby tagsüber abzulegen. Dabei waren unsere Kinder aus evolutionärer Sicht seit jeher „Traglinge" und ihr Bedürfnis danach sowie ihre anatomische Ausstattung sind tief verwurzelt. Werde also kreativ, wenn es darum geht, deine MAMA *Care* im Beisein deines Babys zu etablieren und es miteinzubeziehen, anstatt immer darauf zu warten, dass dir jemand dein Kind abnimmt. Gerade das kann deinen Alltag so sehr entspannen, und auch dein Baby profitiert davon, wenn du dir etwas Gutes tust!

Nun bleibt mir nur noch, Dir eine glückliche Zeit mit deiner Familie und insbesondere mit deinen Kindern zu wünschen.

MAMA Care: Dein 13-Punkte-Plan

Zum Abschluss möchte ich dir ganz wichtige Punkte deiner Mama *Care* noch einmal kurz zusammenfassen:

1. Mama-Zeit: Schaffe dir in deinem Familienalltag kleine Auszeiten nur für dich und plane jede Woche auch eine längere Pause ein, die nur dir gehört. Finde gemeinsam mit deiner Familie einen Weg, dass das möglich ist!
2. Suche dir MAMA-*Care*-Übungen aus, die dir am besten liegen. Übe sie regelmäßig in deiner Mama-Zeit. Wenn du kaum Zeit für dich findest, integriere so oft es geht MiMis in deinen Alltag.
3. Konzentriere dich auf deinen Atem, wenn es im Alltag turbulent, hektisch oder anstrengend wird.
4. Tu dir immer wieder etwas Gutes. Es muss nichts Großes sein: dein Lieblingstee, ein schöner Song, eine gute Bodylotion nach der Dusche, ein kurzes Telefonat mit einer lieben Freundin.
5. Versuche, achtsam zu sein. Konzentriere dich ganz auf das, was du gerade tust: Geschirrspülen oder mit deinem Kind spielen.

6. Übe dich in Leichtigkeit und genieße den Flow! Achtsamkeit und kindliche Lebensfreude kann man mit Kindern wunderbar üben. Lass dich anstecken von der kindlichen Offenheit und Neugier.
7. Hol dir Unterstützung. Wen kannst du um Hilfe bitten? Wer kann dir emotionalen Halt geben?
8. Tools aus diesem Buch wie dein MAMA-Care-Journal, dein MAMA-Care-Wochenplan und die MiMis können dir kleine Helfer und Erinnerungen im Mama-Alltag sein.
9. Lerne durch Herausforderungen. Bedenke, dass jede Auseinandersetzung, jede Geduldsprobe eine Chance ist, deinem Kind näher zu kommen und gemeinsam mit ihm zu wachsen.
10. Nimm Veränderungen an. Das Leben mit Kindern ist stets im Wandel, und das ist gut so. Es fordert Flexibilität, Anpassungsvermögen und ermöglicht es uns, gemeinsam zu reifen.
11. Akzeptiere, nicht perfekt sein zu können. Bedenke stets: Du gibst dein Bestes und das ist genug. Auch dein Kind hat das Recht, so angenommen zu werden, wie es ist.
12. Übe dich in Nachsicht und Humor. Jeder macht mal Fehler, du, dein Kind und auch deine Mitmenschen!
13. Bleibe offen für euren gemeinsamen Weg. Ein Leben mit Kindern lässt sich oft nicht planen. Mal sind sie krank, die Kita hat zu oder sie sind einfach schlecht drauf. Unfälle passieren und Unvorhergesehenes gehört zum Tagesprogramm.

Deine Toolbox

- Übung „Mit den Unsicherheiten des Eltern-daseins umgehen“
- Übung „Regen des Selbstmitgefühls“ (The RAIN of Self-Compassion)
- Audio „Let go & trust – Du musst nicht alles unter Kontrolle haben!“
- Audio-Meditation „Liebende Güte und Selbstanerkennung“
- Audio-Meditation „Wenn alles zu viel ist“
- Mama-Rituale: Eine kleine Ideensammlung (PDF)

Nachwort

Zum Abschluss dieses Buches wünsche ich dir von Herzen, dass die ersten 1 000 Tage mit deinem Kind unvergesslich bleiben. Denke immer daran: Diese magische Zeit wird von der einzigartigen Verbindung zwischen dir und deinem Kind geprägt. Erlaube dir, diesen neuen Lebensabschnitt als Mama zu genießen, und sorge immer gut für dich, denn Mama zu sein, ist eine der größten Herausforderungen, die das Leben zu bieten hat!

Vertraue auf dich, denn Mutter Natur gibt dir alles mit auf den Weg, um eine liebevolle, gesunde und glückliche Mama zu sein. Ich wünsche dir, dass du dir deine ganz individuelle MAMA *Care* kreierst, so dass du in deiner Balance bleiben kannst.

Nimm dir die Zeit, die du brauchst, es ist ein Prozess, der auch nach den 1 000 Tagen nicht aufhört und durch den du kontinuierlich wachsen darfst. Erfreue dich an den noch so kleinen Erfolgen – es sind Meilensteine auf deiner Reise!

Ich hoffe, dass dieses Buch dir deinen Mama-Alltag etwas erleichtert und zu deinem ganz persönlichen Begleiter wird.

Danke für dein Vertrauen und für deinen Mut, einen Unterschied zu machen – für dich und deine Familie. Ich wünsche euch alles, alles Gute! Noch ein Tipp: MAMA *Care* ist im Team viel als allein. Vielleicht findest du in deinem Umfeld eine Wegbegleiterin?

Schreibe mir gerne an hallo@drmiriamkirchhof.com, wenn dich ein Anliegen bewegt, du Fragen hast oder ein Feedback zum Buch geben möchtest. Für mich ist es immer etwas ganz Besonderes, wenn Mamas ihre Erfahrungen mit mir teilen. Fühle dich also eingeladen – ich freue mich, von dir zu lesen!

Deine Miriam

Ärztlicher Disclaimer

Alle Inhalte, die dieses Buch enthält, dienen der gesundheitsbezogenen Aufklärung und sind lediglich als Ergänzung zur konventionellen, medizinischen Versorgung konzipiert worden.

Wissenschaft und Forschung entwickeln sich stetig weiter, und das vorliegende Werk wurde auf Basis der gründlichen Recherche der Autorin gemäß dem neuesten, anerkannten Tatsachen- und Erkenntnisstand zum Thema geschrieben. Dabei erhebt die Autorin keinen Anspruch darauf, ein derart breit gefächertes Gebiet wie die ganzheitliche Gesundheitsfürsorge für Frauen bzw. Mütter hier in seiner Gesamtheit abbilden zu können. Die Ausführungen und Empfehlungen zur Integration des Gelernten in den Alltag sind von der Autorin ausgewählt und stellen wichtige Aspekte der jeweiligen Themengebiete dar, welche die Gesundheit von Müttern positiv beeinflussen und stärken können. Diese Empfehlungen und Informationen wurden von der Autorin und dem Verlag sorgfältig geprüft, dennoch kann keine Garantie übernommen werden. Jegliche Haftung der Autorin bzw. des Verlags und seiner Beauftragten für Gesundheitsschäden sowie Personen-, Sach- und Vermögensschäden ist ausgeschlossen. Ziel von MAMA *Care* ist es, einen individuellen Rahmen zu schaffen, in dem jede Mama für sie nützliche und wohltuende Ansätze auswählen kann, um selbstbestimmt Einfluss auf ihre Gesundheit zu nehmen und hierdurch eine feinfühlige Begleitung ihrer Kinder zu begünstigen. Die Informationen dienen nicht dazu, eine Selbstbehandlung physischer oder psychischer Symptome vorzunehmen und ersetzen nicht eine ärztliche Konsultation bzw. adäquate medizinische Beratung und Therapie. Bei körperlichen Beschwerden jeglicher Art ist daher zunächst ein ärztlicher Rat bzw. eine ärztliche Diagnostik einzuholen.

Außerdem sind die ergänzenden digitalen Inhalte zu diesem Buch sowie die Korrespondenz mit Dr. med. Miriam Kirchhof auf jeglichem Wege ebenfalls nicht als medizinische Beratung, Diagnostik oder Behandlung zu erachten. Alle Inhalte, Auskünfte oder Informationen, die zu diesem Buch auf digitalem Wege (z.B. E-Mail, Social Media o.Ä.) vermittelt werden, ersetzen keine reale Arzt-Patienten-Beziehung, auch wenn die Autorin selbst examinierte Ärztin ist.

Mehr von MAMA *Care*

Möchtest du noch mehr Informationen zu deiner MAMA *Care*? Hast du Lust, dich mit anderen Mamas über die ersten 1 000 Tage mit Kind austauschen?

Die Mama MAMA *Care*-Toolbox mit allen digitalen Informationen zu diesem Buch und weiteren Inhalten findest du unter diesem Link, oder wenn du den Code einscannst:
https://drmiriamkirchhof.com/buch-toolbox/

Dort kannst du dir die MAMA *Care* to go-App herunterladen und die Tools via Smartphone nutzen! Außerdem enthält der MAMA *Care* Mitgliederbereich den exklusiven Zugang zum:

Einfach gesund Mama sein-Club

Hier kannst du Herausforderungen, schöne Erfahrungen oder Fragen mit anderen Mamas teilen und Wegbegleiterinnen für deine MAMA *Care* finden.

Du findest Dr. Miriam Kirchhof auch hier:

https://www.instagram.com/mamacare_dr_miriam_kirchhof/

https://www.facebook.com/drmiriamkirchhof/

Danksagung

Dieses Buch ist ein Gemeinschaftswerk vieler lieber Menschen. Danke an alle, die die Kinderbetreuung oder das Kochen übernommen haben, während ich schrieb. Allen voran

... Jan, mein Ruhepol und Halt, du bringst mir bei, das Leben zu genießen!

... Theo und Anton, ihr lehrt uns Sanftmut, Geduld und Gelassenheit, Toleranz und bedingungslose Liebe – worauf es im Leben wirklich ankommt!

... unsere zwei Familien mit Eltern und Geschwistern – unsere treuen Wegbegleiter, auf euch kann man immer zählen!

... Julia, für die Möglichkeit dieses Buch zu schreiben. Deine Engelsgeduld und Expertise haben dieses Buch zu etwas Besonderem gemacht.

... das Team des Herder Verlags, eure Kreativität und eure Impulse bereichern dieses Buch!

... meine engsten Freundinnen Kristina, Hannah, Caro und Pierina, die auch in stürmischen Zeiten immer zu mir halten.

... meine Kollegen, die Kinderärzte Dr. Ronny Jung, Dr. Nibras Naami und Dr. Florian Babor, die unermüdlich für die Gesundheit unserer Kinder kämpfen.

... mein Team der Kinderklinik Fulda, das unseren kleinen Sohn mehrfach liebevoll begleitet hat.

... meine Unterstützer und geschätzten Experten: Kristin Graf, Lienhard Valentin & das MKW-Team, Nicole Strüber, Nora Imlau, Gerald Hüther und Mattias Bellmann.

... an alle Mamas & Kinder – ihr seid Impulsgeber, Inspirationsquellen und der Grund für dieses Buch. Ihr schenkt mir Motivation und Energie. Einfach gesund Mama zu sein verlangt Mut, Durchhaltevermögen und Interesse – es wird sich auszahlen!

Anmerkungen

1 Zit. aus: Schmidt, 2020, S. 25
2 Vgl. Hüther & Weser, 2015, S. 117+119
3 Vgl. Hüther & Weser, 2015, S. 123
4 Strüber, 2016, S. 93-96
5 Vgl. Strüber & Roth, 2016, S. 102f.
6 Vgl. Strüber & Roth, 2016, S. 113
7 Seng, 2011
8 Vgl. Strüber & Roth, 2016, S. 114f.
9 Vgl. Strüber & Roth, 2016, S. 115f.
10 Vgl. Strüber & Roth, 2016, S. 188f.
11 Fonagy und Target, 2005, zitiert nach Strüber, 2016, S. 148
12 Strüber, 2016, S. 126f.
13 All diese Früchte zeigte bereits das bekannte Marshmallow-Experiment, eine Untersuchung zur emotionalen Entwicklung von 4-jährigen Kindern im Jahre 1979. Es ging dabei um eine verzögerte Befriedigung: Ein Kind erhielt ein zweites Marshmallow, wenn es für eine gewisse Zeit das erste Marshmallow, das es schon zu Beginn des Experiments ausgehändigt bekommen hatte, noch nicht aß. Hierdurch sollte die frühe Neigung, Emotionen regulieren zu können, ermittelt werden, welche recht zuverlässig spätere soziale und kognitive Fähigkeiten vorhersagen kann (Mischel at al., 1989, zitiert nach Strüber, 2016, S. 175).
14 Vgl. Hüther & Weser, 2015, S. 112f.
15 Vgl. Hüther & Weser, 2015, S. 25+36
16 Vgl. Hüther & Weser, 2015, S. 21+32
17 Zit. aus: Hüther & Weser, 2015, S. 43
18 Zit. aus: Hüther & Weser, 2015, S. 42f.
19 Vgl. Hüther & Weser, 2015, S. 43f.
20 Vgl. Hüther & Weser, 2015, S. 193
21 Vgl. Hüther & Weser, 2015, S. 194–206
22 Vgl. Strüber & Roth, 2016, S. 198–204
23 Auch z.B. eine Hochzeit gehört zu diesen Ereignissen in unserem Leben, die nach den sogenannten Life Change Units in einer Art Ranking eingeordnet werden, abhängig davon, wie groß die erforderliche Anpassungsleistung ist, um dieses Ereignis gut zu meistern (Holmes & Rahe, 1967).
24 Vgl. Mosconi et al., 2020, S. 96f.
25 Vgl. Strüber & Roth, 2016, S. 181, 190–194
26 Die Abbildung zeigt, wie Oxytocin durch seine Wirkung auf verschiedene Bereiche des Gehirns diverse psychologische Prozesse beeinflusst und uns so eine Anpassung an unsere soziale Umwelt ermöglicht. Oxytocin aktiviert bzw. hemmt emotionsregulierende und emotional reagierende Hirnstrukturen und hemmt so unsere Amygdala, eine Aktivierung des Hirnstamms bleibt aus und wir haben keine Angst vor anderen Menschen oder sozialen Situationen. Zudem wird über eine Aktivierung unseres Belohnungssystems und unseres Salienz-Netzwerkes unsere Aufmerksamkeit auf soziale Reize ausgerichtet, wodurch diese bevorzugt verarbeitet werden. Am Ende sind wir als „sozialer Mensch" mehr dazu geneigt, ein soziales Miteinander aufzusuchen und uns der sozialen Umwelt anzupassen (Strüber, 2016, S. 152–154f.).
27 Verändert nach Ma et al., 2016, zitiert nach Strüber & Roth, 2016, S. 154f.
28 Vgl. Mosconi, 2015, S. 95–96

29 Strüber, 2016, S. 195
30 Weibliche Gehirne wurden vor und nach der Schwangerschaft verglichen und dabei signifikante Veränderungen in den Bereichen des Gehirns, die für die Verarbeitung und die Reaktion auf soziale Signale zuständig sind, entdeckt. (Hoekzema et. al., 2017), zitiert nach Moscon et al., 2020, S.97
31 Zit. aus: Mosconi et al., 2020, S. 97–99
32 Vgl. Kim et al., 2010, zitiert nach Strüber & Roth, 2016, S. 196
33 Vgl. Ernst et al., 2014, und Leuner et al., 2012, zitiert nach Strübef & Roth, 2016, S. 196f.
34 Vgl. Hoekzema et al., 2017, zitiert nach Mosconi et al. 2020, S. 97; Bridges, 2016, zitiert nach Strüber & Roth, 2016, S. 197
35 Vgl. Mosconi et al., 2020, S. 25
36 Vgl. Mosconi et al., 2020, S.63+64
37 Zit. aus: Amboss, 2022; Serrallach & Seidel, 2019
38 Vgl. Bader, A., Frisch, U., Wirz-Justice, A. et al. Schwangerschaftsdepression und deren Behandlung. Nervenarzt 81, 267–276 (2010). https://doi.org/10.1007/s00115-009-2821-2
39 Wochenbett (Puerperium): in: Amboss, 09.2022, [online] https://next.amboss.com/de/article/iO0JHT (abgerufen am 23.12.2022)
40 Vgl. Wochenbett-Psychose, 2017
41 Zit. aus Esch, 2018, S. 210.
42 Vgl. Dobos et al., 2019, S. 8
43 Zit. aus: Schmidt, 2020, S. 59
44 Mosconi et al., 2020, S.116f.
45 Zit. aus: Mosconi et al. , 2020, S. 87
46 Vgl. Fricke, 2017
47 Vgl. Mauritz, 2021
48 Vgl. Awe, 2019, S. 121f.
49 Vgl. Awe, 2019, S. 126f.+141
50 Vgl. Sanchez, 2012, S. 38f.
51 Sanchez, Maria: Sehnsucht und Hunger: Heilung von emotionalem Essen, 6. Aufl., Envela GmbH, 03.2017, S. 36
52 Vgl. Awe, 2019, S. 125f.
53 Vgl. Tribole, 2020, S. 86f.
54 Nach Awe, 2018
55 Vgl. Awe, 2019, S. 75
56 Modifiziert nach Awe, 2019, S. 105f.
57 Vgl. Orth et al., 2018
58 Vgl. Mosconi et al., 2020, S. 99
59 Vgl. Harvard Health Publishing, Medical School, 2007
60 Vgl. Harvard Health Publishing, Medical School, 2007
61 Vgl. Morin et al., 2011
62 Vgl. Amboss, 2023
63 Vgl. Weeß et al., 2018
64 Vgl. Weeß et al., 2018
65 Vgl. Sport macht glücklich, 2019
66 Goßmann, 2019
67 Vgl. Psychische Grundbedürfnisse – Was wir zum Wohlfühlen brauchen, 2022
68 Vgl. Sanchez, 2017, S. 179
69 Vgl. Stahl, 2015, S. 52
70 Vgl. Sanchez, 2015, S.102

71 Abbildung nach Stahl, 2015, Umschlag innen
72 Vgl. Stahl, 2015, S. 22f.
73 Vgl. Stahl, 2015, S. 22f.
74 Vgl. Stahl, 2015, S. 67, Sanchez, 2015, S. 131f.
75 Vgl. Stahl, 2015, S. 22, 52+66, Sanchez, 2015, S. 120+122f.
76 Vgl. Sanchez, 2015, S. 95f., 122f.
77 Vgl. Stahl, 2015, S. 22f., 52
78 Vgl. Sanchez, 2015, S. 36f.
79 Vgl. Stahl, 2015, S. 70f.
80 Vgl. Stahl, 2015, S. 165f.
81 Vgl. Sanchez, 2017, S. 180
82 Vgl. Sanchez, 2015, S. 131
83 Vgl. Sanchez, 2017, S. 67f.
84 Vgl. Sanchez, 2015, S. 60f.
85 Vgl. Sanchez, 2017, S. 99f.
86 Vgl. Stahl, 2015, S. 142f.
87 Vgl. Stahl, 2015, S. 142f.
88 Vgl. Mierau, 2019, S. 9
89 Zit. aus: Mierau, 2019, S. 88
90 Vgl. Kaiser, 2021, Klappentext
91 Vgl. Kaiser, 2021, S. 13
92 Vgl. Prekop & Schweizer, 2014, S. 138–141
93 Vgl. Prekop & Schweizer, 2014, S. 138–141
94 Vgl. Prekop & Schweizer, 2014, S. 140
95 Zit. aus: Mierau, 2019, S. 7
96 Vgl. Ricard et al., 2014
97 Vgl. Strüber & Roth, 2016, S. 181, 190–194
98 Vgl. Social Contagion Theory – IS Theory, 2020
99 Zit. aus: Brown, 2015
100 Zit. aus: Hüther & Weser, 2015, S. 240f.
101 Vgl. Fry & Rader, 1977, und Fry, 1994
102 Vgl. Beckman et al., 2007
103 Vgl. Pollak, 2019, S. 131f.
104 Zit. aus: Cammarata, 2020
105 Vgl. Allen & Hawkins, 1999
106 Vgl. Hoch, 2016
107 Zit. aus: Strüber & Rothoth, 2016, S. 243
108 Vgl. Renz-Polster, 2022
109 Vgl. Renz-Polster, 2019

Literaturverzeichnis

Ahnert, Lieselotte: Wieviel Mutter braucht ein Kind?: Bindung—Bildung—Betreuung: öffentlich + privat, 2010 Spektrum Akademischer Verlag, 10.03.2010.

Allen, Sarah F./Alan J. Hawkins: Maternal Gatekeeping: Mothers' Beliefs and Behaviors That Inhibit Greater Father Involvement in Family Work, in: Journal of Marriage and Family, Wiley-Blackwell, Bd. 61, Nr. 1, 01.02.1999, [online] doi:10.2307/353894, S. 199.

Amboss: Insomnien und Parasomnien, in: Amboss, 15.03.2023, [online] https://www.amboss.com/de/wissen/Insomnien/ (abgerufen am 17.12.2020).

Arnsten, Amy F. T.: Stress signalling pathways that impair prefrontal cortex structure and function, in: Nature Reviews Neuroscience, Springer Science and Business Media LLC, Bd. 10, Nr. 6, 06.2009, [online] doi:10.1038/nrn2648, S. 410–422.

Awe, Mareike: Wohlfühlgewicht: Wie du dich vom Diät-Zwang befreist und intuitiv deine Wohlfühlfigur erreichst, 3. Aufl., Knaur Balance, 30.12.2019.

Awe, Mareike: Zuckersucht? Wie Du eine gesunde Einstellung zum Zucker entwickelst (Podcast 55), intumind GmbH, 19.03.2018, [online] https://www.mareikeawe.de/podcast-55-zuckersucht-wie-du-ein-gesunde-einstellung-zum-zucker-entwickelst-ohne-zu-verzichten/ (abgerufen am 18.01.2023).

Bewegung fördert die Konzentration | Der Bewegungsapparat GmbH, Stuttgart | Faszientraining – fit am Arbeitsplatz, in: DER BEWEGUNGSAPPARAT, 14.08.2020, [online] https://www.der-bewegungsapparat.de/aktuelles/2020/08/14/bewegung-foerdert-die-konzentration.html (abgerufen am 10.02.2023).

Bridges, Robert S.: Long-term alterations in neural and endocrine processes induced by motherhood in mammals, in: Hormones and Behavior, Elsevier BV, Bd. 77, 01.2016, [online] doi:10.1016/j.yhbeh.2015.09.001, S. 193–203.

Brinton, Roberta D./Jia Yao/Fei Yin/Wendy J. Mack/Enrique Cadenas: Perimenopause as a neurological transition state, in: Nature Reviews Endocrinology, Springer Science and Business Media LLC, Bd. 11, Nr. 7, 26.05.2015, [online] doi:10.1038/nrendo.2015.82, S. 393–405.

Brown, Brené: Daring greatly: How the courage to be vulnerable transforms the way we live, love, parent and lead, Avery 07.04.2015.

Cammarata, Patricia: Raus aus der Mental Load-Falle: Wie gerechte Arbeitsteilung in der Familie gelingt, 24.06.2020.

Dalmann, Imogen / Soder, Martin: Heilkunst Yoga: Yogatherapie heute, 21.10.2013.

DAK-Gesundheit: Sport gegen Stress, in: DAK-Gesundheit, o. D., [online] https://www.dak.de/dak/gegen-stress/sport-gegen-stress-2366120.html (abgerufen am 10.02.2023).

Dobos, Gustav/Anna Paul/Heike Hübner: Mind-Body-Medizin: Integrative Konzepte zur Ressourcenstärkung und Lebensstilveränderung, 2. Aufl., Urban & Fischer Verlag/Elsevier GmbH, 15.01.2019.

Dweck, Carol: Mindset – Updated Edition: Changing The Way You Think To Fulfil Your Potential, Hachette UK, 12.01.2017.

Esch, Tobias: Der Selbstheilungscode: Die Neurobiologie von Gesundheit und Zufriedenheit, 15.10.2018.

Ernst, Aurélie/Kanar Alkass/Samuel Bernard/Mehran Salehpour/Shira Perl/John Tisdale/Göran Possnert/Henrik Druid/Jonas Frisén: Neurogenesis in the Striatum of the Adult Human Brain, in: Cell, Elsevier BV, Bd. 156, Nr. 5, 02.2014, [online] doi:10.1016/j.cell.2014.01.044, S. 1072–1083.

Eschstruth, Maria: Mama & Baby Yoga: Zeit für dich & dein Kind, 1. Aufl., Meyer & Meyer Verlag, 2018, [online] https://www.dersportverlag.de.

Fricke, Mira: Süße Sucht: Warum Menschen ihren Stress einfach wegessen wollen, in: DIE WELT, 05.04.2017, [online] https://www.welt.de/gesundheit/article163430177/Warum-Menschen-ihren-Stress-einfach-wegessen-wollen.html (abgerufen am 17.01.2023).

Fry, William E.: The biology of humor, in: Humor: International Journal of Humor Research, De Gruyter Mouton, Bd. 7, Nr. 2, 01.01.1994, [online] doi:10.1515/humr.1994.7.2.111, S. 111–126.

Fry, William E./Con Rader: The respiratory components of mirthful laughter, in: Journal of Biological Psychology, 01.12.1977.

Gesundheitsinformation, Deutscher Heidelberg Verlag Für/Dietmar Langer: Regulationsstörungen (Schreikinder): Infos & Spezialisten, in: leading medicine guide, 28.11.2022, [online] https://www.leading-medicine-guide.com/de/erkrankungen/psyche/regulationsstoerungen (abgerufen am 02.01.2021).

Goßmann, Katharina: Alles über Pranayama, die yogischen Atemübungen, in: Yogaeasy, 15.10.2018, [online] https://www.yogaeasy.de/artikel/pranayama-die-yogischen-atemuebungen (abgerufen am 13.02.2023).

Hamberger; Tk, Beatrice: Wie und warum Sport gegen Stress hilft, in: Die Techniker, 08.10.2020, [online] https://www.tk.de/techniker/magazin/life-balance/aktiv-entspannen/stress-abbauen-mit-sport-und-bewegung-2093232 (abgerufen am 10.02.2023).

Harvard Health Publishing, Medical School: Repaying your sleep debt. Why sleep is important to your health and how to repair sleep deprivation effects, in: Harvard Health, Harvard University, 07.2007, [online] https://www.health.harvard.edu/fhg/updates/Repaying-your-sleep-debt.shtml (abgerufen am 04.02.2023).

Hoch, Bernhard et al.: Curriculum Schlafmedizin DGSM, Kurs 5 Pädiatrie, Deutsche Gesellschaft für Schlafforschung und Schlafmedizin (DGSM) e.V., 07.11.2019.

Hoekzema, Elseline/Erika Barba-Müller/Cristina Pozzobon/Marisol Picado/Florencio Lucco/David García-García/Juan Carlos Soliva/Adolf Tobeña/Manuel Desco/Eveline A Crone/Agustín Ballesteros/Susanna Carmona/Oscar Vilarroya: Pregnancy leads to long-lasting changes in human brain structure, in: Nature Neuroscience, Springer Science and Business Media LLC, Bd. 20, Nr. 2, 19.12.2016, [online] doi:10.1038/nn.4458, S. 287–296.

Holmes, Thomas H./Richard H. Rahe: The social readjustment rating scale, in: Journal of Psychosomatic Research, Elsevier BV, Bd. 11, Nr. 2, 08.1967, [online] doi:10.1016/0022-3999(67)90010-4, S. 213–218.

Hüther, Gerald: Das Glück des Aha-Effekts, in: Barmer Magazin, Nr. 01/22, 01.2022, [online] https://www.barmer.de/resource/blob/1128290/a3d24ca415f318627e68f39ba2dee565/01-2022-barmer-magazin-2022-01-data.pdf, S. 25.

Hüther, Gerald/Ingeborg Weser: Das Geheimnis der ersten neun Monate: Reise ins Leben, 5. Aufl., Beltz, 17.08.2015.

Imlau, Nora: Babybauchzeit: geborgen durch die Schwangerschaft und die Zeit danach, 01.01.2018.

Kaiser, Mareice: Das Unwohlsein der modernen Mutter, Rowohlt Verlag GmbH, 21.04.2021.

Keyes, Corey L. M./Jonathan Haidt: Flourishing: Positive Psychology and the Life Well-lived, American Psychological Association, 01.11.2002.

Khalsa, Prof. Sat Bir Singh/Lorenzo Cohen/Timothy McCall/Shirley Telles: Principles and Practices of Yoga in Healthcare, Handspring Publishing Limited UK, 06.06.2016.

Kim, Pilyoung/James F. Leckman/Linda C. Mayes/Ruth Feldman/Xin Wang/James E. Swain: The plasticity of human maternal brain: Longitudinal changes in brain anatomy during the early postpartum period., in: Behavioral Neuroscience, American Psychological Association (APA), Bd. 124, Nr. 5, 2010, [online] doi:10.1037/a0020884, S. 695–700.

Leuner, Benedetta/Julia M. Caponiti/Elizabeth Gould: Oxytocin stimulates adult neurogenesis even under conditions of stress and elevated glucocorticoids, in: Hippocampus, Wiley, Bd. 22, Nr. 4, 20.06.2011, [online] doi:10.1002/hipo.20947, S. 861–868.

Mauritz, Sebastian: (Str)Essen – Stress und Ernährung – Resilienz-Akademie, in: Resilienz Akademie, 28.07.2021, [online] https://www.resilienz-akademie.com/stress-und-essen/ (abgerufen am 17.01.2023).

. Aufl.

McEwen, BRUCE S.: Stress, Adaptation, and Disease: Allostasis and Allostatic Load, in: Annals of the New York Academy of Sciences, Wiley, Bd. 840, Nr. 1, 05.1998, [online] doi:10.1111/j.1749-6632.1998.tb09546.x, S. 33–44.

Mierau, Susanne: Mutter. Sein.: Von der Last eines Ideals und dem Glück des eigenen Wegs, 09.10.2019.

Mischel, Walter/Yuichi Shoda/Monica L. Rodriguez: Delay of Gratification in Children, in: Science, American Association for the Advancement of Science (AAAS), Bd. 244, Nr. 4907, 26.05.1989, [online] doi:10.1126/science.2658056, S. 933–938.

Morin, Charles M./Geneviève Belleville/Lynda Bélanger/Hans Ivers: The Insomnia Severity Index: Psychometric Indicators to Detect Insomnia Cases and Evaluate Treatment Response, in: Sleep, Oxford University Press, Bd. 34, Nr. 5, 01.05.2011, [online] doi:10.1093/sleep/34.5.601, S. 601–608.

Mosconi, Lisa/Jorunn Wissmann/Monika Niehaus: Das weibliche Gehirn: Länger leben, besser schlafen, Demenz vorbeugen – wie Frauen gesund bleiben, 5., Rowohlt Buchverlag, 15.12.2020.

Nagl, Canan: Mama-Fitness: Freude an Bewegung für dich und dein Kind, Meyer & Meyer, 17.05.2021.

Orth, Maritta/Kneginja Richter/Hans-Günter Weeß: Der Schlaf von Frauen, in: Patientenratgeber der Deutschen Gesellschaft für Schlafforschung und Schlafmedizin (DGSM), 18.01.2018, [online] https://www.dgsm.de.

Park, Elyse R./Peg Baim/Leslee Kagan: SMART – Stress Management and Resiliency Training: A Relaxation Response Resiliency Program, 1. Aufl., Boston, Vereinigte Staaten: Benson-Henry Institute for Mind Body Medicine at Massachusetts General Hospital, 2019, [online] https://www.bensonhenryinstitute.org.

Pollak, Susan M.: Selbstmitgefühl für Eltern - Sorge für dich selbst, indem du für dich selbst sorgst, Arbor Verlag, 19.06.2019.

Prekop, Jirina/Christel Schweizer: Kinder sind Gäste, die nach dem Weg fragen: Ein Elternbuch, Kösel-Verlag, 21.07.2014.

Psychische Grundbedürfnisse – Was wir zum Wohlfühlen brauchen, in: MindDoc Magazin, 13.09.2022, [online] https://minddoc.de/magazin/psychische-grundbeduerfnisse/ (abgerufen am 22.02.2023).

Renz-Polster, Herbert: Tragen aus kinderärztlicher Sicht | kinder-verstehen.de, in: kinder-verstehen.de, 2019, [online] https://www.kinder-verstehen.de/mein-werk/artikel/tragen-aus-kinderaerztlicher-sicht/.

Rifkin-Graboi, A/L Kong/L W Sim/S Sanmugam/B F P Broekman/H Chen/E Wong/K Kwek/S-M Saw/Y-S Chong/P D Gluckman/M V Fortier/D Pederson/M J Meaney/A Qiu: Maternal sensitivity, infant limbic structure volume and functional connectivity: a preliminary study, in: Translational Psychiatry, Springer Science and Business Media LLC, Bd. 5, Nr. 10, 10.2015, [online] doi:10.1038/tp.2015.133, S. e668–e668.

Sanchez, Maria: Der Innere Weg: Vom Essen und Leben, 1. Aufl., Envela GmbH, 16.03.2015.

Sanchez, Maria: Sehnsucht und Hunger: Heilung von emotionalem Essen, 6. Aufl., Envela GmbH, 03.2017.

Schäb, Bianca: Weniger tut Kindern gut: Minimalismus in der Familie leben, Georg Thieme Verlag, 08.04.2020.

Schmidt, Nicola: Der Elternkompass. Was ist wirklich gut für mein Kind? Alle wissenschaftlichen Studien ausgewertet, Gräfe & Unzer 02.12.2020.

Schwab, Richard: Parasomnien, in: MSD Manual Profi-Ausgabe, 31.01.2023, [online] https://www.msdmanuals.com/de-de/profi/neurologische-krankheiten/schlafst%C3%B6rungen-und-st%C3%B6rungen-des-schlaf-wach-rhythmus/parasomnien (abgerufen am 07.02.2023).

Schwangerschaft (Gravidität, Gestation): in: Amboss, 11.2022, [online] https://next.amboss.com/de/article/dO0orT (abgerufen am 23.12.2022).

Selye, Hans: The evolution of the stress concept, in: American Journal of Science, Nr. 61(6):692–9, 11.1973.

Seng, Leonie: Theory of Mind & Kind: Denken in Entwicklung, in: dasGehirn.info, 15.12.2011, [online] https://www.dasgehirn.info/denken/im-kopf-der-anderen/theory-mind-ein-kinderspiel (abgerufen am 26.12.2022).

Serrallach, Oscar/Isolde Seidel: Postpartale Erschöpfung: Wenn der Körper nach der Geburt streikt: Wie Mütter Energie, Gesundheit und seelisches Gleichgewicht zurückgewinnen. Echte Hilfe bei Wochenbettdepressionen und Baby-Blues, 1. Aufl., VAK, 08.03.2019.

Shonkoff/Philips: From Neurons to Neighborhoods, in: Washington, DC: National Academies Press, 2000.

Social Contagion Theory – IS Theory: 19.11.2020, [online] https://is.theorizeit.org/wiki/Social_Contagion_Theory#:~:text=Social%20contagion%20theory%20tries%20to,social%20networks%20of%20the%20individuals. (abgerufen am 10.03.2023).

Spirit Prä- und Postnatal Yoga Programm von Patricia Thielemann, in: Spirit Yoga Academy Berlin, 26.01.2023, [online] https://spirityoga.academy/interview-das-spirit-prae-und-postnatal-yoga-programm/ (abgerufen am 14.02.2023).

Sport macht glücklich, in: medi-fit Welzheim, 16.04.2019, [online] https://www.medi-fit-gmbh.de/fitnesstipps/sport-macht-gluecklich.html (abgerufen am 10.02.2023).

Stahl, Stefanie: Das Kind in dir muss Heimat finden: Der Schlüssel zur Lösung (fast) aller Probleme, Kailash, München 2015.

Stern, André: Die Rhythmen und Rituale unserer Kinder: Vom Reichtum, der von innen kommt, 10.03.2021.

Strüber, Nicole/Gerhard Roth: Die erste Bindung: Wie Eltern die Entwicklung des kindlichen Gehirns prägen, 7. Druckaufl. 2021, Klett-Cotta, 19.09.2016.

Tribole, Evelyn: Intuitive Eating, 4th Edition: A Revolutionary Anti-Diet Approach, Updated, Essentials, 23.06.2020.

Voos, Dunja/Roswitha Schäfer-Neubauer: Adult Attachment Interview (AAI), 05.10.2014, [online] https://www.medizin-im-text.de/2014/29852/adult-attachment-interview-aai/.

Weber, Kathy: Wertschätzende Kommunikation mit deinem Kind, Ebook, Kathy Weber Herzenssache, 2020b, [online] https://kw-herzenssache.de/wp-content/uploads/2021/07/GratisWorkbook_Teil1_Teil2.pdf. Zugriff 25.01.2022

Weeß, Hans-Günter/Tatjana Crönlein/Kai Spiegelhalder: Ein- und Durchschlafstörungen, in: Patientenratgeber der Deutschen Gesellschaft für Schlafforschung und Schlafmedizin (DGSM), 02.01.2018, [online] https://www.dgsm.de.

Wochenbett (Puerperium), in: Amboss, 09.2022, [online] https://next.amboss.com/de/article/iO0JHT (abgerufen am 23.12.2022).

Zum Weiterlesen:

Imlau, Nora: Mein Familienkompass. Was brauch ich und was brauchst du? Das Standardwerk für Eltern, die ihre Kinder liebevoll erziehen und trotzdem die eigenen Bedürfnisse leben wollen, die Ullstein 2022.

Jenni, Oskar: Die kindliche Entwicklung verstehen. Praxiswissen über Phasen und Störungen, Springer Verlag 03.11.2021.

Largo, Remo H.: Babyjahre. Entwicklung und Erziehung in den ersten vier Jahren, Piper 11.01.2019.

Largo, Remo H.: Kinderjahre. Die Individualität des Kindes als erzieherische Herausforderung, Piper 11.01.2021.

Naami, Nibras/Babor, Florian: High Five – die fünf Säulen einer gesunden und glücklichen Kindheit, dtv 16.02.2023.

Renz Polster, Herbert: Kinder verstehen. Born to be wild: Wie die Evolution unsere Kinder prägt, Kösel 31.08.2022.

Renz Polster, Herbert: Schlaf gut, Baby. Der sanfte Weg zu ruhigen Nächten für Kinder von 0 bis 6 Jahren, Gräfe & Unzer 03.11.2022.

Schmidt, Nicola: Der Elternkompass. Was ist wirklich gut für mein Kind? Alle wissenschaftlichen Studien ausgewertet, Gräfe & Unzer 02.12.2020.

Valentin, Lienhardt: Die Kunst, gelassen zu erziehen. Achtsamkeit im Leben mit Kindern, Arbor Verlag 30.06.2015.